歩けなくなるのがイヤならかかとを整えなさい

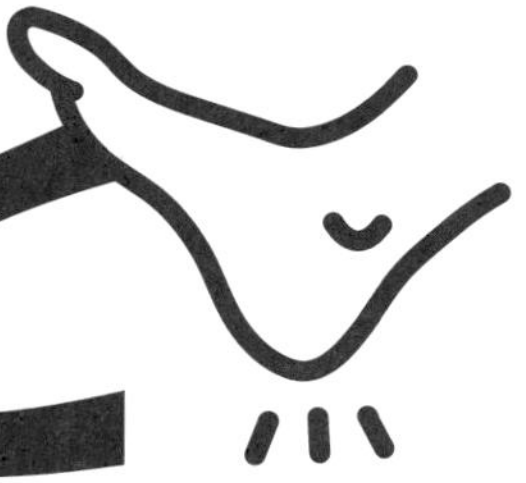

[著] 宮本晋次
[監修] 佐々木政幸 医師

アスコム

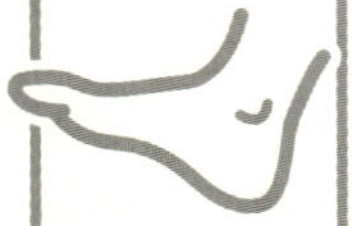

第1章

「かかとストレッチ」なら一生、健康で歩ける！

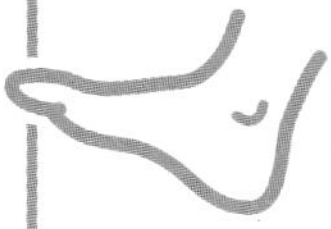

第2章

1日5分で弱った足腰を修復！「かかとストレッチ」のやり方

第3章

まずは、1回6歩から。家でもできる体によい歩き方

第4章

「かかとストレッチ」は、体のこんな悩みにも効く！

はじめに

歩くのがつらくなると、生きていても楽しくない

If you want to be healthy, condition your heels

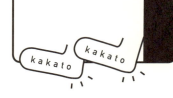

「健康な体で老後を楽しみたい」
「いくつになっても自分の足で歩いていたい」

みなさんの中にも、そう思っている方はたくさんいらっしゃると思います。

私はこれまで約30年にわたって、カイロプラクティックを基礎とした全身の骨格矯正を行いながら、体の悩みを抱えている多くの方に施術をしてきました。

腰痛や頭痛、体のだるさなど悩みは多岐にわたりますが、みなさんが口をそろえ

て言うのは、**だんだん歩くのが大変になってきた**、ということです。

若いころのようにスムーズに歩けないのは仕方がないとしても、**「歩けなくなったら、生きていても楽しくないね」**とおっしゃる方もいます。


歩けなくなると、とたんに心が弱り、旅行も買い物も楽しくなくなり、何よりも生きる気力がわかなくなってしまいます。

では、いくつになっても健康で歩くには、どうすればよいのでしょうか。


その答えは一つ。「かかとを整える」ことです。


「かかとを整えるって？」と思う方もいらっしゃるかもしれませんが、かかとこそ、体の中心であり、全身の土台。ここが歪《ゆが》めば、全身のバランスが崩れます。

ですから、まずは一番大切な、土台をキチンと整えて立つ。

これが健康で歩き続ける秘訣《ひけつ》なのです。

いくつになっても健康で歩くカギは「かかと」にあった

If you want to be healthy, condition your heels

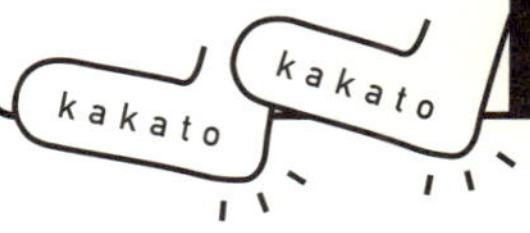

では、かかとが歪んでいると、私たちの体はどうなるのでしょうか。

人の骨格は、一部がずれてくると、その歪みに合わせて全体のバランスを保とうとするため、周囲の関節も自然に歪んでしまいます。

かかとから、足首、骨盤、背骨といった具合に体の軸の歪みが広がっていくと、

ひざ痛、腰痛、肩こり、頭痛、猫背などの症状が出やすくなり、血流の悪化、新陳

代謝や免疫力の低下などを引き起こす可能性が高まってしまうのです。

ですから、まずは、かかとを整える必要があります。

健康で歩き続けるから、体の不調も遠ざかる。
体の健康を保てるから、ずっと自分の足で歩ける。

それを叶えるのが、本書で紹介する「かかとストレッチ」なのです。

If you want to be healthy, condition your heels

1日5分の「かかとストレッチ」で寝たきりを防ぐ

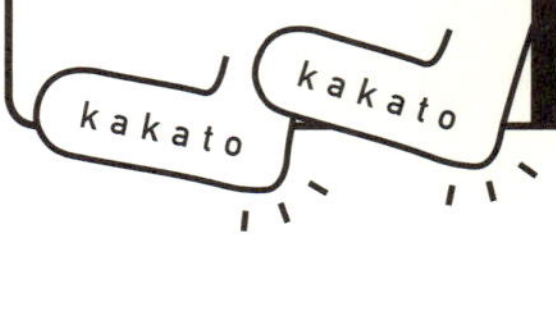

さて、本書で紹介する「かかとストレッチ」のやり方は簡単です。

「ストレッチ」と聞くと、激しい動きや痛みを伴うものを想像する方もいるかもしれませんが、**「かかとストレッチ」は椅子に座ったまま1日たったの5分だけ行う、とても簡単なものです。**

①かかと周りの筋肉をさすって温める。

②かかとの関節をほぐす。

③かかとを回して歪みの元を取る。
④かかとからお尻までの筋肉をほぐす。
⑤足首の屈伸で足の筋力低下を予防する。

このストレッチを続けるだけで、かかとの歪みを改善するとともに、足腰の筋力低下まで予防することができます。

歳を取ると歩くことそのものが負担になってしまい、外出する機会も減り、徐々に足腰の筋力が衰えて、ひどくなると寝たきりになってしまうといった悪循環に陥る方もいるかもしれません。

気持ちは若いけれども、体がついてこない。

そうならないためにも、「かかとストレッチ」を毎日行い、歩くことへの負担や不安を取り除いてください。

If you want to be healthy, condition your heels

まずはチェック！靴底でわかるあなたの歪み

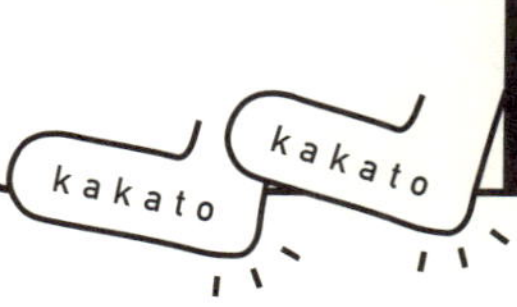

まず、自分のかかとがどのくらい歪んでいるのか、チェックしてみましょう。

みなさんがいつも履いている靴を見れば、一目瞭然！

普段履いている靴の底を見てみると、かかとの外側だけが大きく減っていたり、
逆に内側だけが大きく減っていたりしていませんか？

そのかかとの減りこそが何よりの証拠です。

【かかとの外側だけが減っている場合】

かかとの外側だけが大きく減っている方は、**かかとが内側に歪んでしまっている状態**です。がに股で歩く癖や、猫背で背中を丸めて歩く癖がついてしまっている方、**O脚の方**のかかとなどは、このように内側に歪んでいる傾向にあります。

【かかとの内側だけが減っている場合】

一方、かかとの内側だけが大きく減っている方は、**かかとが外側に歪んでしまっている状態**といえます。内股に歩く癖がついている方や、X脚の方のかかとは、このように外側に歪んでいる傾向にあります。**外反母趾**《がいはんぼし》などで悩んでいる方も、このタイプが比較的多いです。

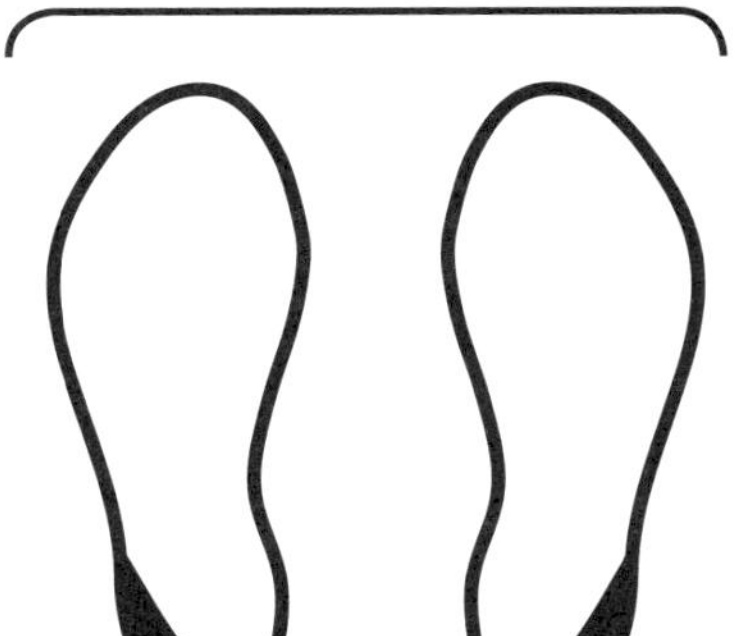

かかとの外側だけが減っている

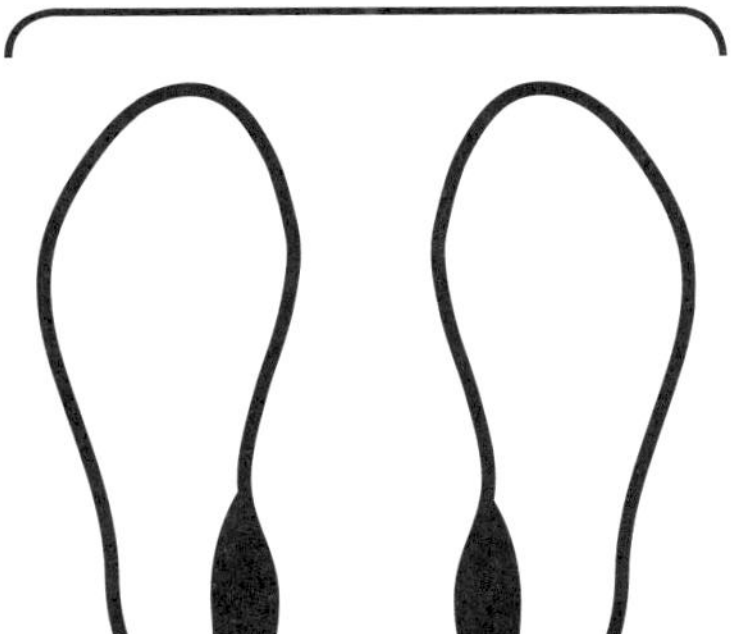

かかとの内側だけが減っている

If you want to be healthy, condition your heels

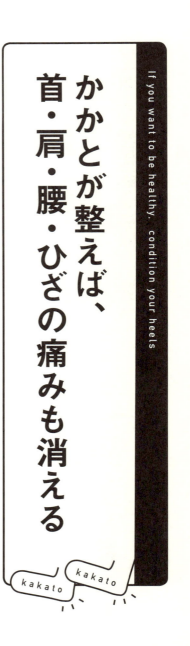

かかとが整えば、首・肩・腰・ひざの痛みも消える

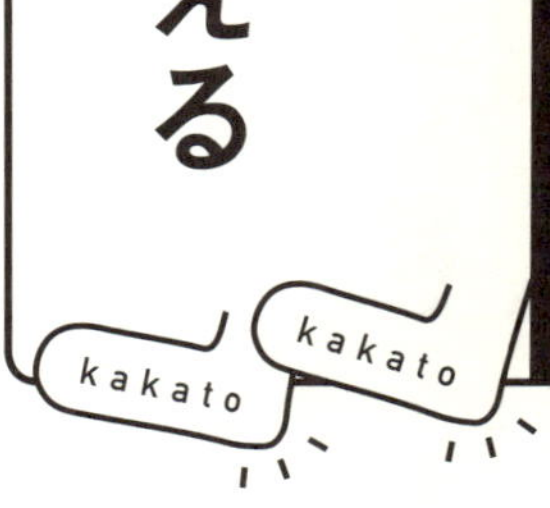

私の治療院では、慢性的な腰痛、ひざの痛みに悩まされているという方には、「かかとストレッチ」をおすすめしています。治療院で施術をし、かかとを整えたとしても、歩き方の癖や日常の体の使い方はなかなか変わりません。

正しい歩き方とは、

- **いつもより歩幅を広く取り、大股ぎみに**
- **かかとから地面に足をつき、母指球（親指の付け根側）から離れる**

・腕を真後ろに引くことだけを意識し、振り子のように振って歩く

という三つのポイントを押さえた歩き方のことです。

実は多くの方は、かかと、そして全身が歪んだ状態で歩いてしまっているため、体全体の軸はますます歪み、筋肉のバランスが崩れていくことに気づいていません。そのため「骨で立つ」ことができなくなり、筋肉を過剰に使い首や肩、腰、ひざなどの痛みを引き起こしています。

かかとが歪んでいるせいで
全身のバランスが崩れる！

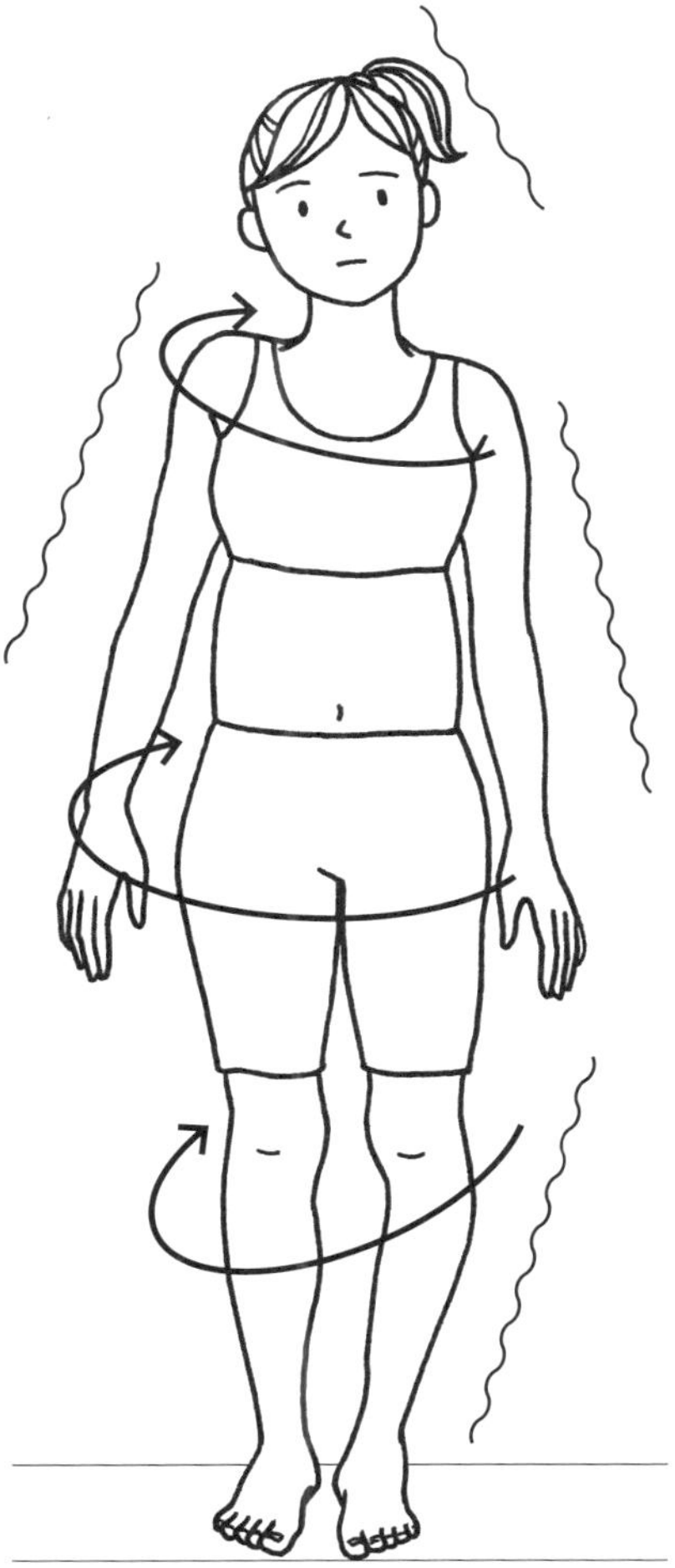

「骨で立つ」とは、ムダな筋肉を使わずに骨だけで体を支えて立つことです。

腕立て伏せをしているときを想像するとよくわかります。腕が伸びきっているときは〝骨〟が体を支えているので疲れません。ですが、腕を曲げたり伸ばしたりするときは、筋肉を使って体を支えるので、筋肉が緊張した状態が続き、疲れが生じます。

かかとが整い歩き方を見直せば、体のバランスは改善され骨で立てるようになります。すると、筋肉は余計な力を入れずにすむため、痛みや疲れが生じにくくなります。

慢性的な体の不調がなくなることは、体にとっても、精神的にも大きなストレスから解放されることになります。「かかとストレッチ」でかかとを整えたら、歩き方も変えて、心と体を軽くして、人生までも変えていきましょう。

第1章

「かかとストレッチ」なら一生、健康で歩ける！

If you want to be healthy. condition your heels

諸悪の根源！「かかとの歪み」が足腰を弱らせていた！

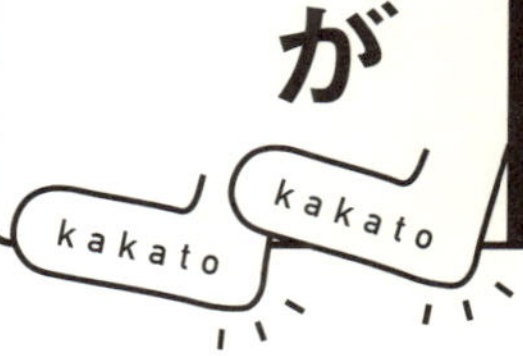

いつまでも自分の足で元気に歩きたいなら、**病気や怪我を予防することも大切ですが、まずは疲れや痛みのない足腰を手に入れることが不可欠です。**

「階段の昇り降りや、少しの段差が怖い」
「坂道を歩いていると、足やひざに痛みを感じるようになった」
「家の中でも歩くことが億劫《おっくう》だ」

年齢を重ねるなかで、このような足腰の衰えを感じる瞬間が増えていないでしょうか。

私たちの足は、足の指や足首などの関節を動かすためいくつもの細かい骨が組み合わさり、筋肉や腱《けん》、神経、血管などが複雑に密集しています。これらの構造に何らかの障害が起きると、足首や足の痛みが起こりやすくなるのです。

ですが、70代80代になっても、元気に自分の足で歩いている方はたくさんいます。

そういった方たちとの違い、それは……、

かかとが歪んでいるかどうかにあったのです。

外反母趾や扁平足《へんぺいそく》といった足の悩みは、ある程度知られています。しかし、かかとの歪みに関心を持たれている方はほとんどいないでしょう。

まず、一般的に「かかと」と呼ばれるのは、P21のイラストにある踵骨《しょうこつ》の部分を指します。

そして、かかとの歪みとは、踵骨と距骨《きょこつ》の関節が歪むことで起こります。

実は、ほとんどの方のかかとは、日頃の立ち方や歩き方などの生活習慣や筋力の低下などが原因で歪んでしまいます。それは、自分の靴底のすり減り方を見れば明らかです。

かかとが歪み、それが悪化すると、体重をかけるたびに足首の奥が痛む（深部痛）ようになり、足首を完全に伸ばしたり曲げたりすることができなくなります。

もし今あなたが、痛みやシビレといった症状が出ているため歩くことが億劫になっているのであれば、要注意です。

かかとの歪みが悪化しているのかもしれません。

このままでは今後歩く機会が減っていき、また歩かなくなることでさらに足腰を弱らせてしまうのです。

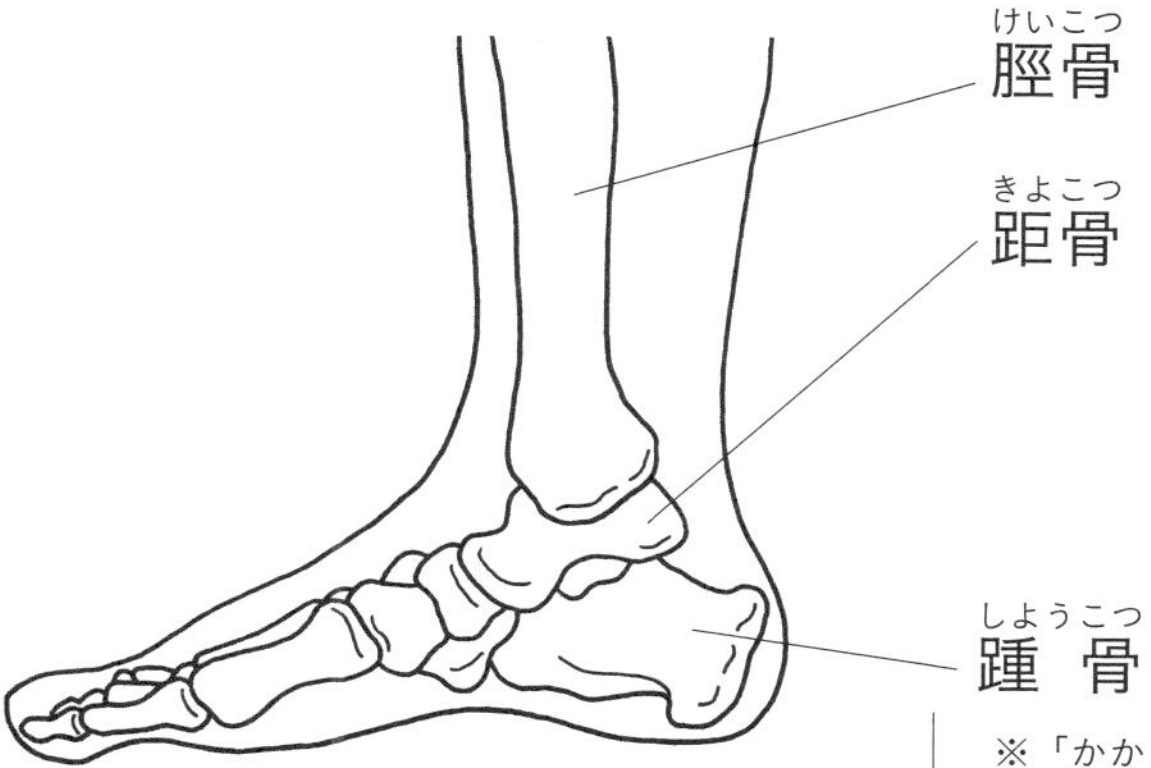

※「かかとストレッチ」をすることで、このかかとの骨の関節の歪みを整えることができる

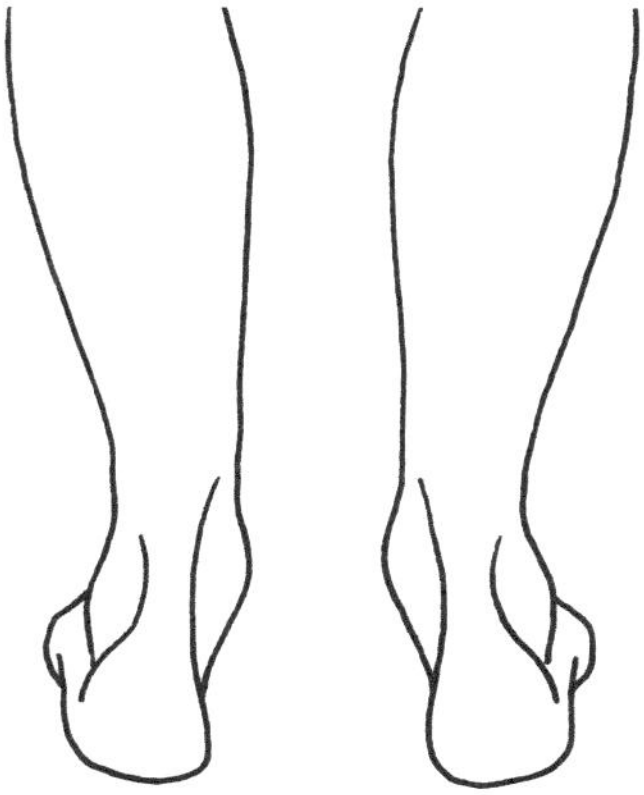

外側に傾いてしまった
歪んだかかと

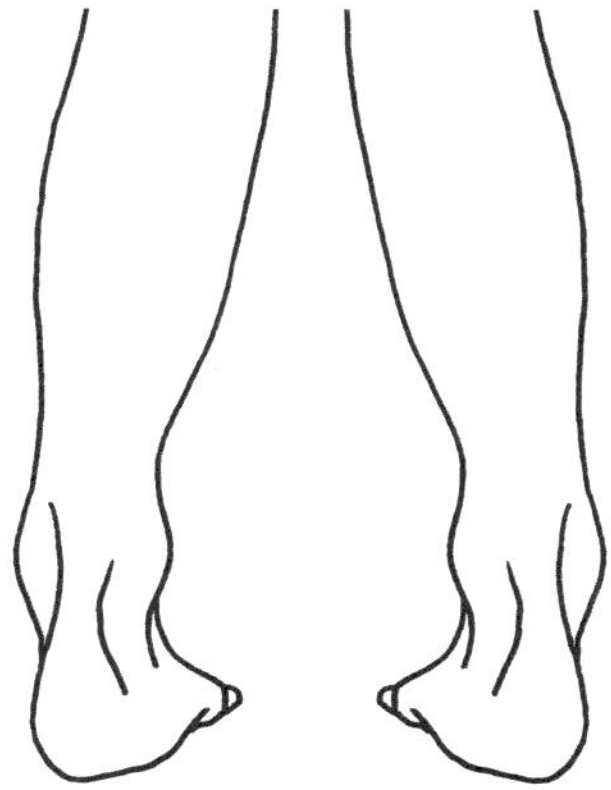

内側に傾いてしまった
歪んだかかと

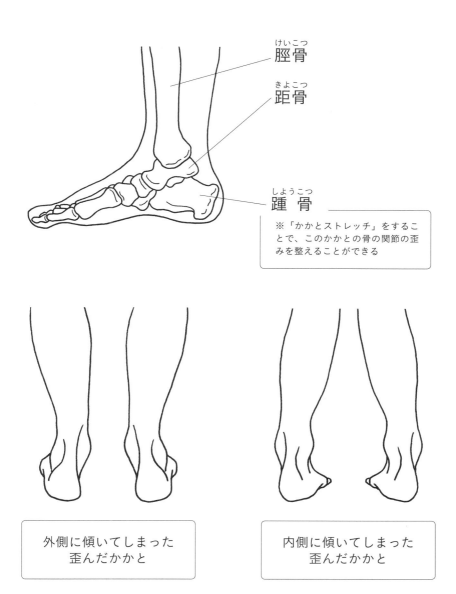

If you want to be healthy, condition your heels

「かかとストレッチ」は効果バツグン！みるみる歪みが取れる！

kakato kakato

歪んでしまったかかとでも、**1日たった5分の「かかとストレッチ」を毎日続けることで歪みは解消できます。**

かかとが正しい位置に戻ると、立ち方にも変化が出てくるため、体の重心が安定して姿勢もよくなります。

正常なかかと

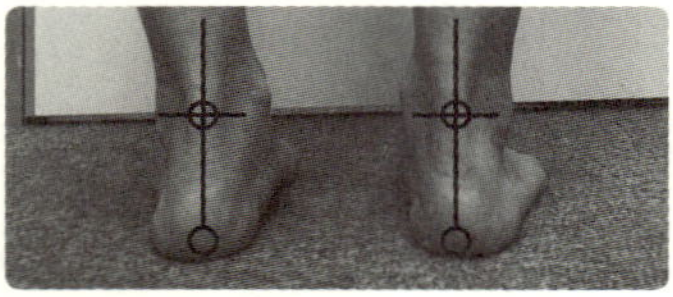

かかと、ひざ、腰、背骨、肩、頭が一直線になり、重心が安定する。そのため「骨で立つ」ことができ、無理な筋肉への負担も少ないので歪みの連鎖が起きにくい。

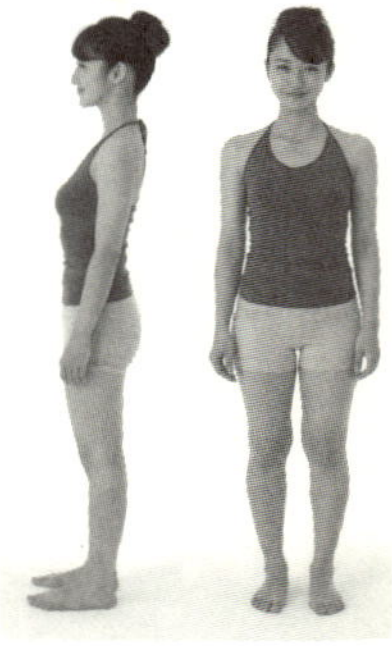

内側に傾いてしまったかかとの場合

After

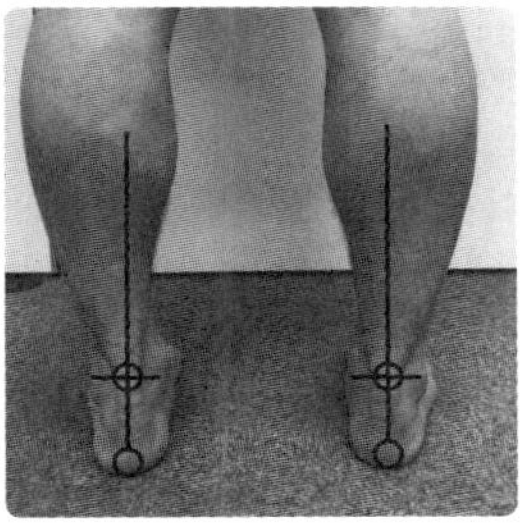

【正しい位置に戻ったかかと】

Before

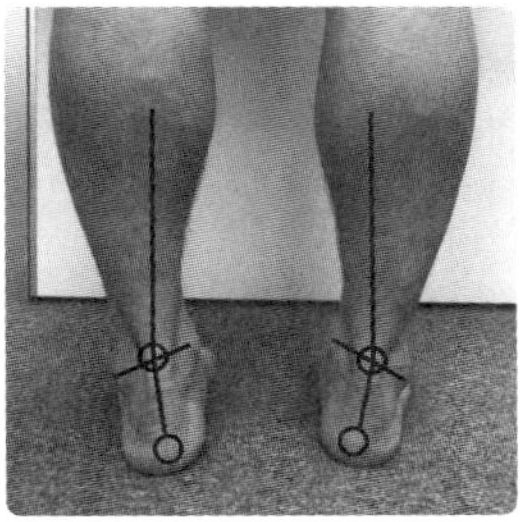

【内側に歪んだかかと】

かかとが内側に歪んでしまっている状態です。がに股で歩く癖や、猫背で背中を丸めて歩く癖がついてしまっている方、O脚の方のかかとは、このように内側に歪んでいる傾向にあります。かかとの歪みの8〜9割は、この内側にかかとが傾いてしまうタイプです。靴底のかかとの外側だけが大きく減っている方は、このタイプに当てはまります。

かかとが内側に傾いている人の特徴

がに股、O脚、猫背、ぽっこりお腹など

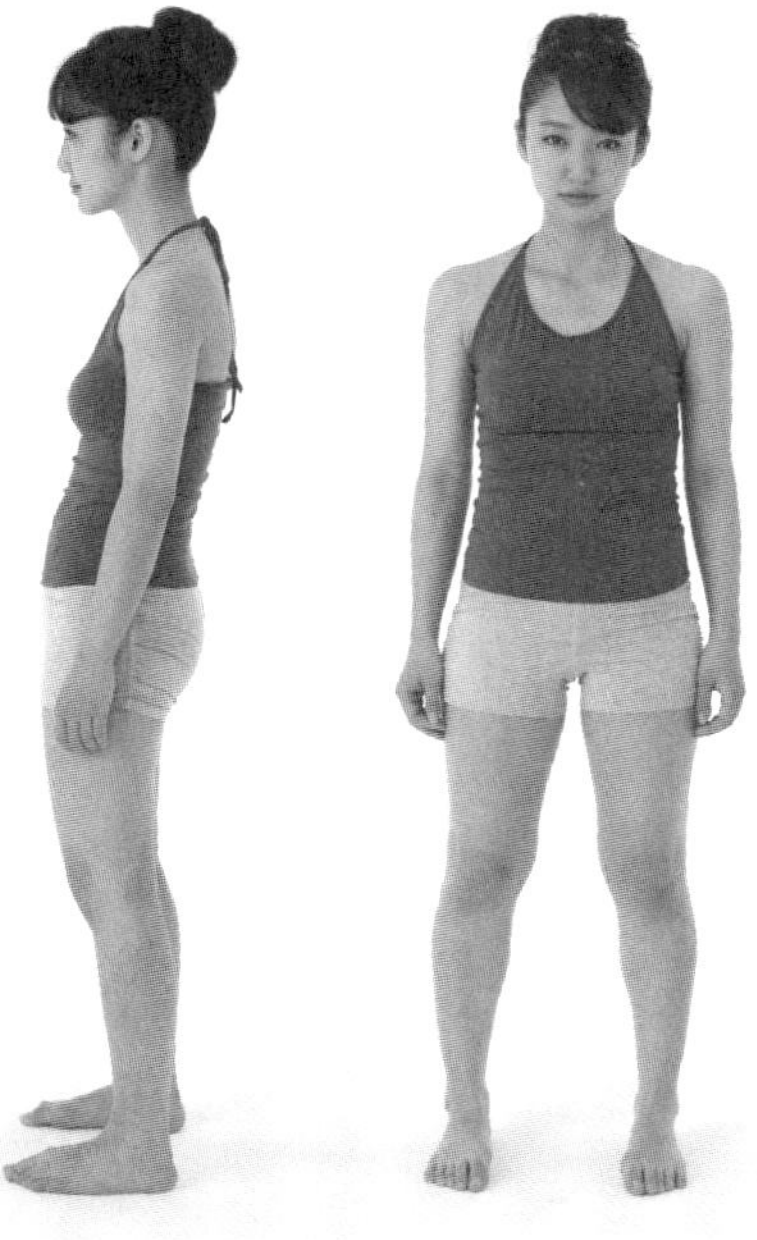

外側に傾いてしまったかかとの場合

After

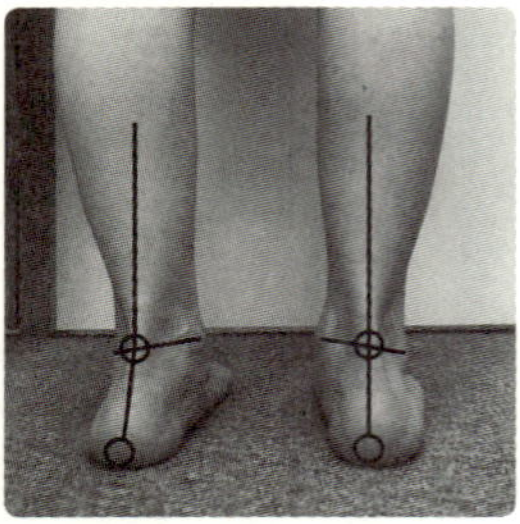

【正しい位置に戻ったかかと】

Before

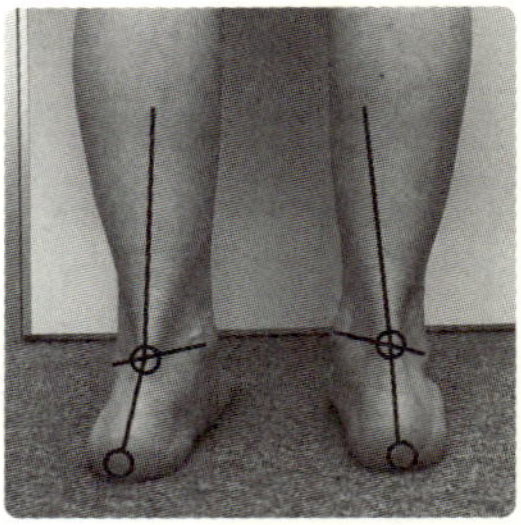

【外側に歪んだかかと】

かかとが外側に歪んでしまっている状態です。内股に歩く癖がついている方や、X脚の方のかかとは、このように外側に歪む傾向にあります。外反母趾などで悩んでいる方もこのタイプが多く、かかとの歪みの1～2割が外側にかかとが傾く傾向にあります。靴底のかかとの内側だけが大きく減っている方は、このタイプに当てはまります。

かかとが外側に傾いている人の特徴

内股、X脚、ひざが内側を向く、扁平足など

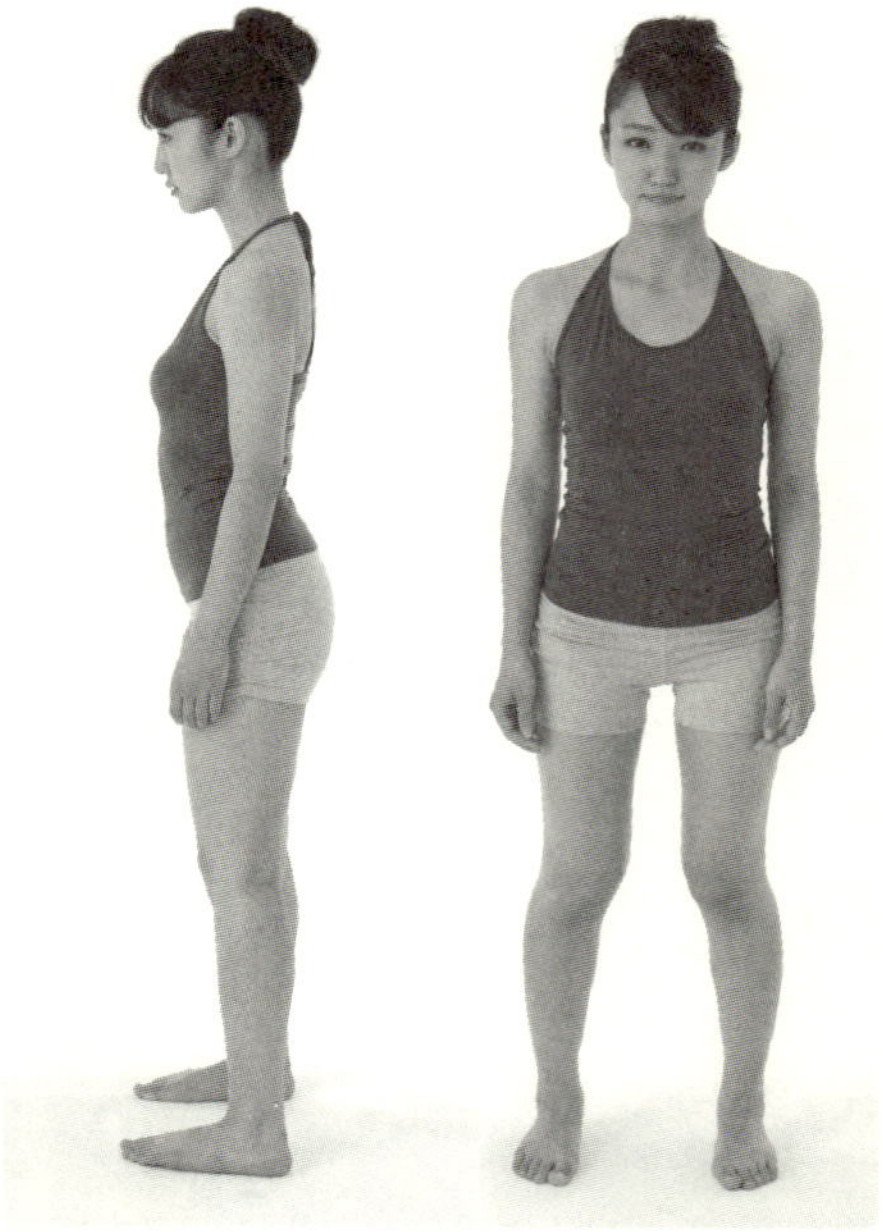

誰も教えてくれなかったウォーキングの大きな誤解

If you want to be healthy, condition your heels

kakato kakato

歩くことは、いつまでも若々しい健康な体を維持するのに欠かせません。

「健康のために1日に1万歩を目標に歩こう」と、万歩計を購入して散歩やウォーキングをしている方がいます。目標を持って歩くことは素晴らしいと思います。

実際、健康診断などで、一定の歩数や距離を目安にウォーキングをすることをすすめられ、それを実践している方も多いのではないでしょうか。

ただ、ここで注意が必要です。目標の歩数、目標の距離を歩いていれば健康によいというわけではないのです。

あなたがかかとの歪んだ状態のままで歩いているなら、今すぐにウォーキングの方法を変えてください。そのウォーキングは「健康のためのウォーキング」ではなく、やればやるほど逆効果となる「将来、歩けなくなってしまうウォーキング」かもしれないからです。

かかとが内側や外側に傾いた状態のまま歩いていては、歪みに合わせて全身のバランスも崩れてしまい、不調や痛みが出てきて、歩くことが億劫で、つらい行為となってしまうのです。

まずは「かかとストレッチ」を毎日続けて、かかとの歪みを取り除きましょう。
それによって、体全体の歪みも改善していきます。
そして、正しい歩き方で、日々のウォーキングに取り組めば健康な体になっていくはずです。

正しい歩き方を身につけることこそ、最高の健康法！

If you want to be healthy, condition your heels

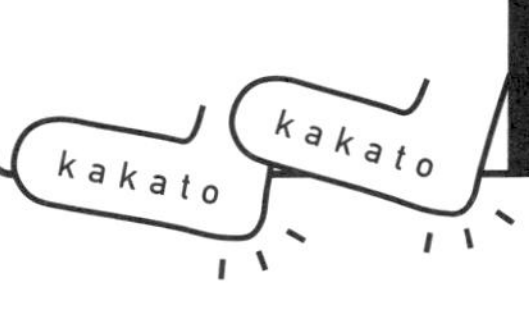

それでは、正しい歩き方とは、どんな歩き方のことでしょう。

そもそも自分自身の歩き方が正しいのかどうか、意識しながら生活している方は少ないかもしれません。

私の元を訪れる方の中には、自分では何の問題もなく歩いていると思っていても、体を左右に大きく揺らしながら歩いていたり、靴底を擦《す》りながら猫背で歩いていたり、歩幅が小さくひょこひょこと足を引きずる癖がついていたりと、間違った歩き方をしている方を多く見かけます。

「はじめに」でも少し触れましたが、**正しい歩き方の基本は、三つです。**

- **歩幅を広く取り、大股ぎみに歩く**
- **かかとから地面に足をつき、母指球（親指の付け根側）から離れる**
- **腕を真後ろに引くことを意識し、振り子のように振って歩く**

やや、大股で歩くことで、大腰筋《だいようきん》や腸《ちょう》骨筋《こっきん》などの骨盤の周りの筋肉が使われ、骨盤が安定します。骨盤が安定すれば、体の軸も安定して、体全体の歪みを引き起こしにくくなります。

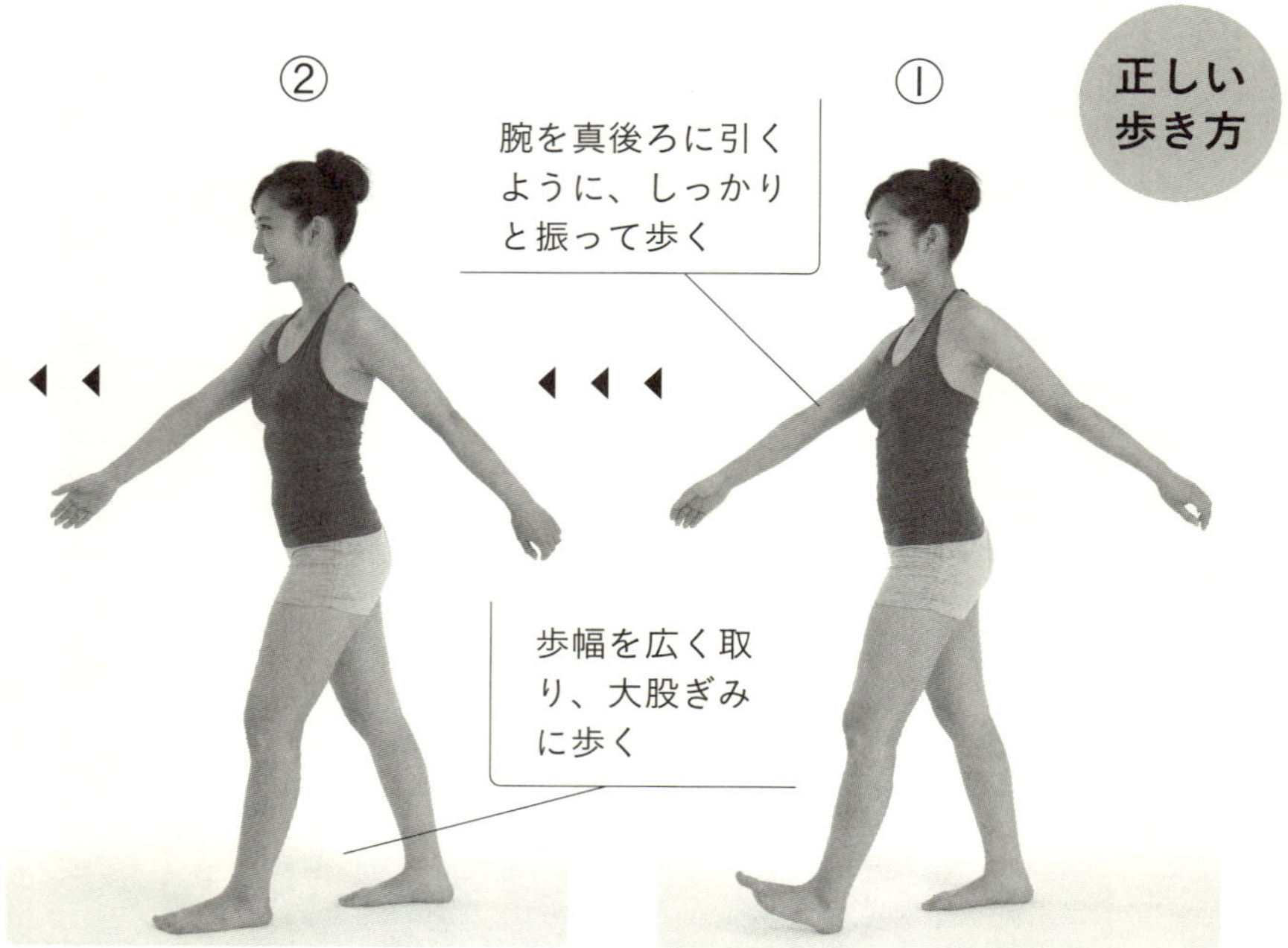

さらに、かかとから着地し、親指の付け根側から離れる一連の動作をすることで、アキレス腱《ケン》や足裏の筋肉（足底筋膜《そくていきんまく》）、後脛骨筋《こうけいこつきん》なども使われ、筋力の低下も防ぐことができるのです。

しかし、多くの方は、通勤・通学などを含めて街中を歩くときは、**手に荷物を持っていたり、人ごみの中を流れに沿って歩いたりするため、しっかり歩くことができず、狭い歩幅で歩く癖がついている**のです。

歩き方一つで足腰の筋力が低下してし

③

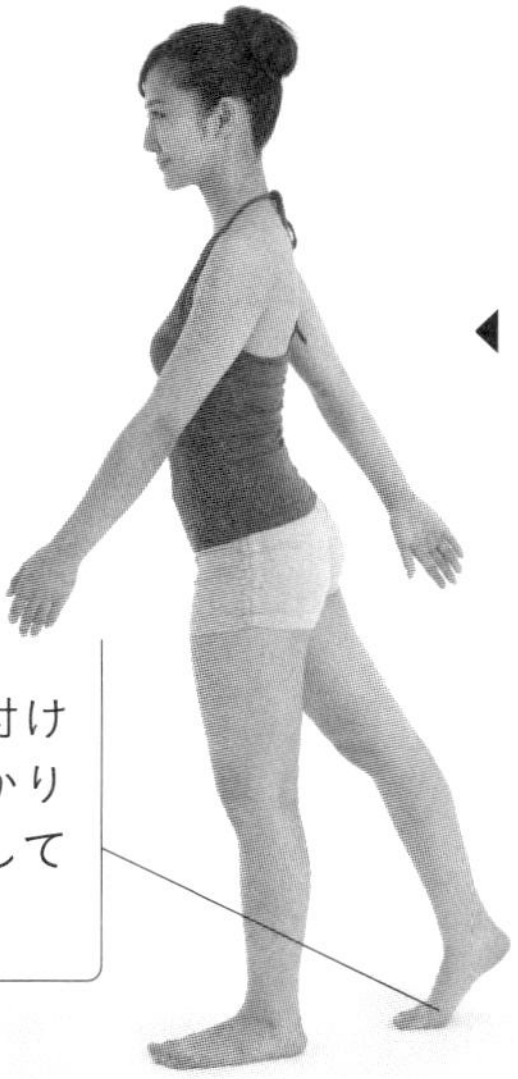

母指球（親指の付け根）部分でしっかり蹴り出すようにして前に進む

④

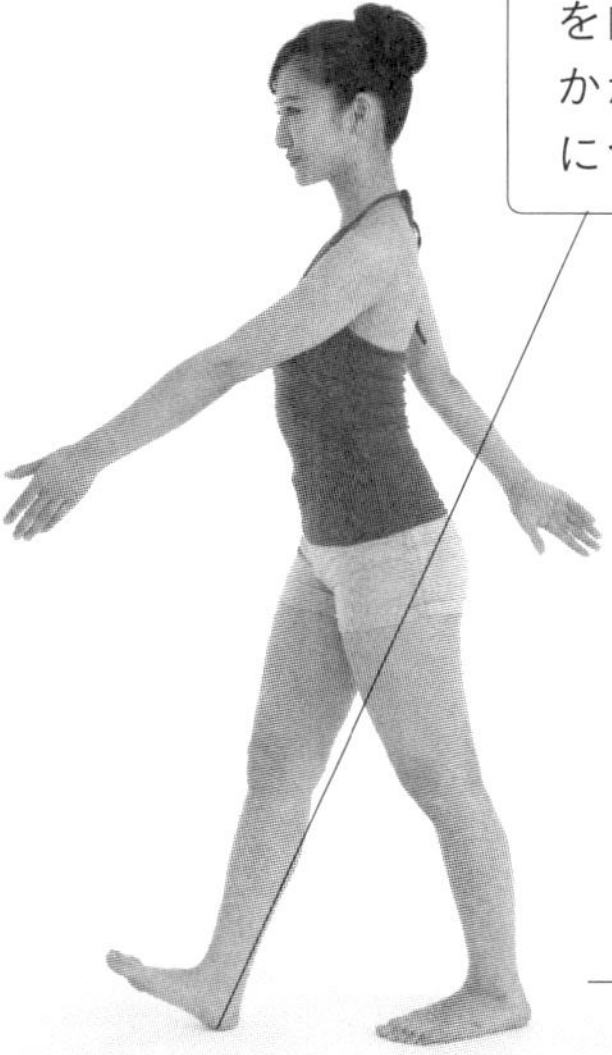

足先が進行方向を向いたまま、かかとから地面につく

まうこともあります。これは、年配の方に限らず、若い世代の人にも同じことがいえます。

一般的に、40歳をすぎると男性も女性も筋肉や骨が衰え始め、50歳をすぎると筋力は急激に低下するといわれています。

もし、間違った歩き方を続けていけば、たとえ40代であっても、寝たきり予備軍になる可能性は十分にあり得るのです。

いつまでも自分の足で健康に歩くためには、痛みや不調、違和感を感じることなく、快適に歩くことができる丈夫な足が必要なのです。

やり方は簡単！　毎日5分！

「かかとストレッチ」で転びにくく、強い足腰を手に入れる！

Step 1

アキレス腱、足裏をさすって温める

かかと周りにくっついている筋肉をゆるめ、「かかとストレッチ」のウオーミングアップを。

▼

Step 2

凝り固まったかかとの関節をほぐす

あまり可動しないかかとの骨をつまんで振動させ、関節を動かす。

▼

Step 3

かかとを回して、正しい位置に！

かかと回しストレッチで、歪んでしまったかかとを本来の正しい位置に戻す。

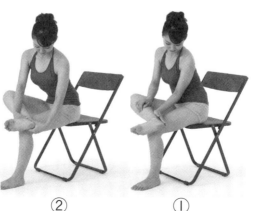

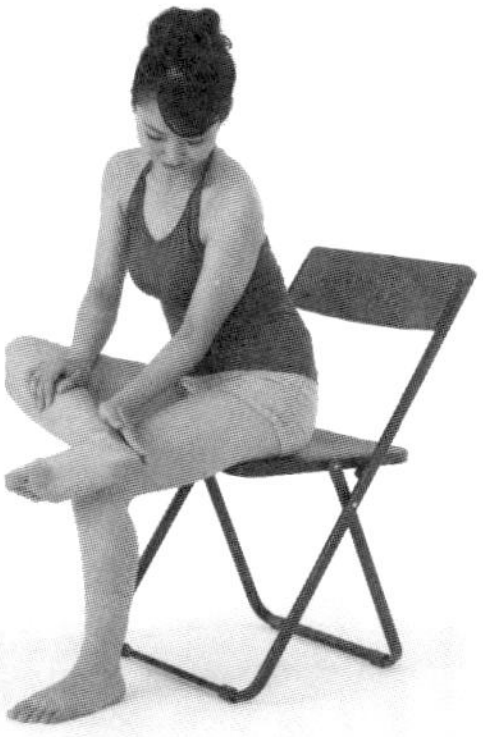

①

②

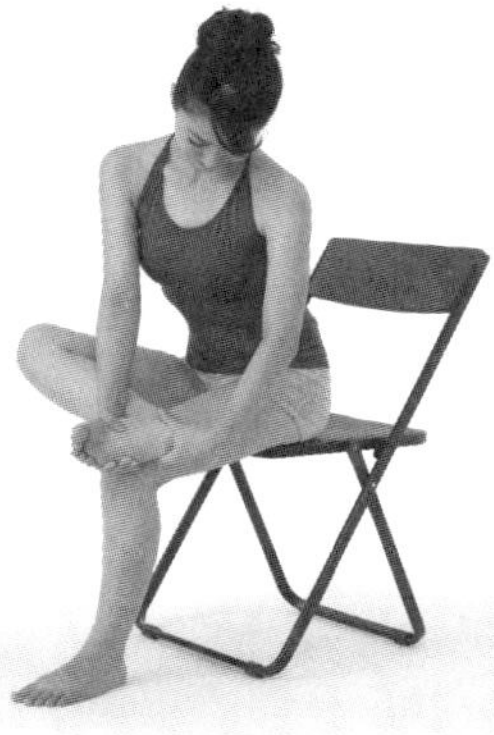

③

Step 4
これが気持ちよい！　お尻の筋肉をぐーっと伸ばそう
かかとに影響するお尻周りの筋肉をゆっくりと伸ばし、足腰の筋肉をほぐす。

Step 5
足首の屈伸で足の筋力低下を予防する！
足首の屈伸をすることで後脛骨筋（ふくらはぎから足裏までつながる筋肉）を刺激し、足の筋力低下を予防する。（腓腹筋《ひふくきん》・ヒラメ筋にも効果あり）

毎日5分！　「かかとストレッチ」で歪みは改善され、正しく歩ける足腰に変化していく！

次の章では、実際の「かかとストレッチ」のやり方を紹介していきます。

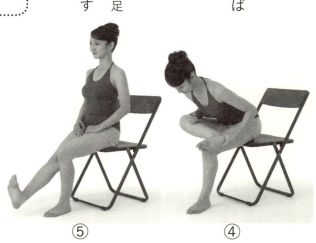

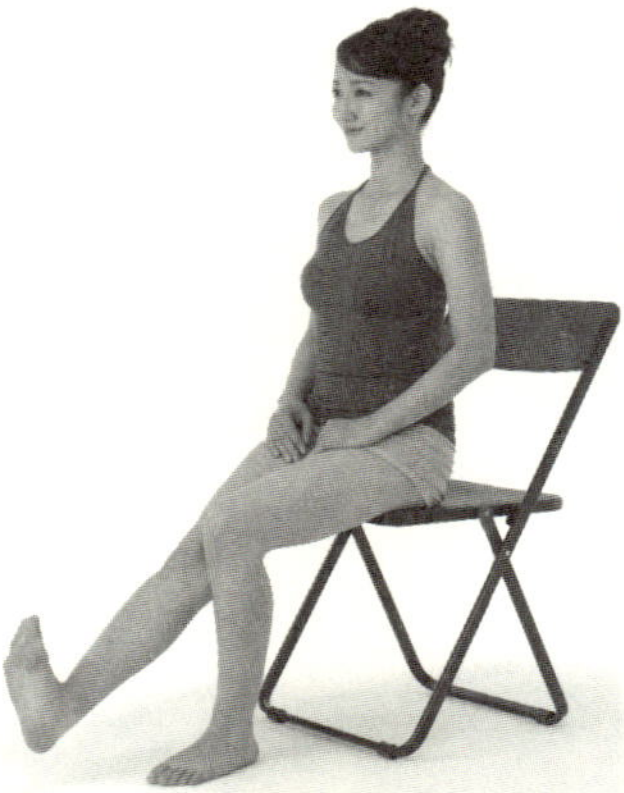
⑤

④

第2章

1日5分で弱った足腰を修復！「かかとストレッチ」のやり方

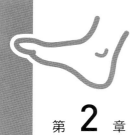

あなたの未来を、かかとから変えていきましょう。

「かかとストレッチ」は体の歪みの元となる、かかとの歪みを改善するためのストレッチです。

かかとの歪みをリセットするために、毎日5分間の「かかとストレッチ」を続けましょう。

通勤前や、家事の合間、1日の終わりなどに簡単な「かかとストレッチ」を行うだけで、驚くほど体全体の歪みは改善されていきます。

著者が直接解説!「かかとストレッチ」の動画がこちらから見れます!
http://www.ascom-inc.jp/kakato

「かかとストレッチ」をするときの姿勢

「かかとストレッチ」は椅子に座って行います。リラックスした状態で椅子に腰掛け、足を組んで「かかとストレッチ」をしましょう。

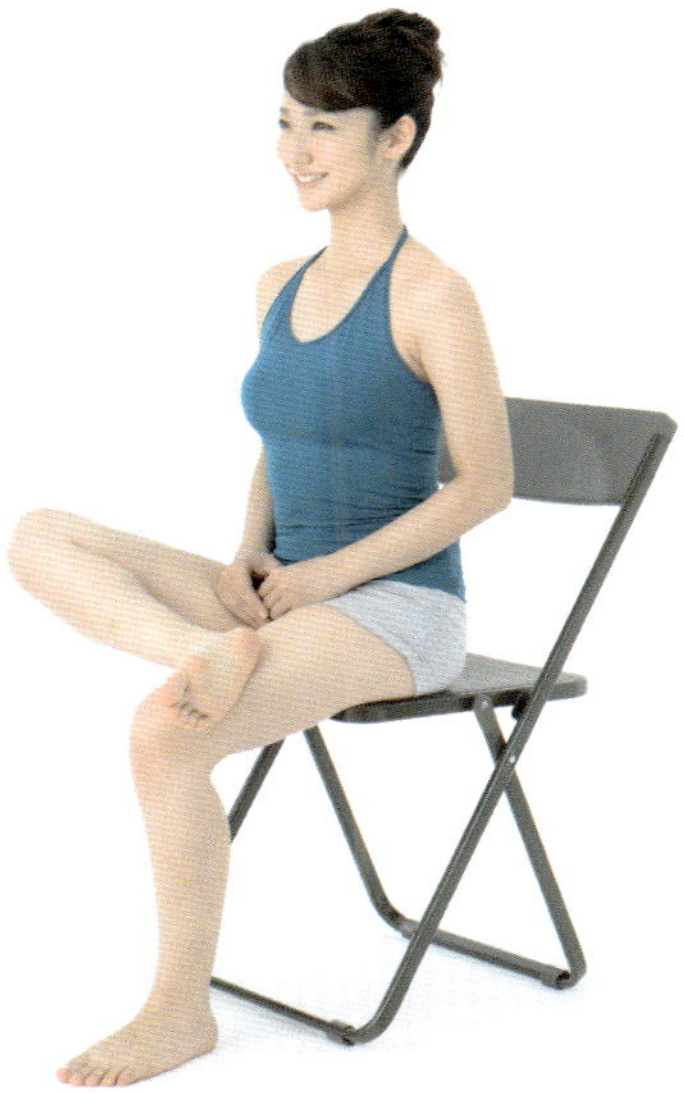

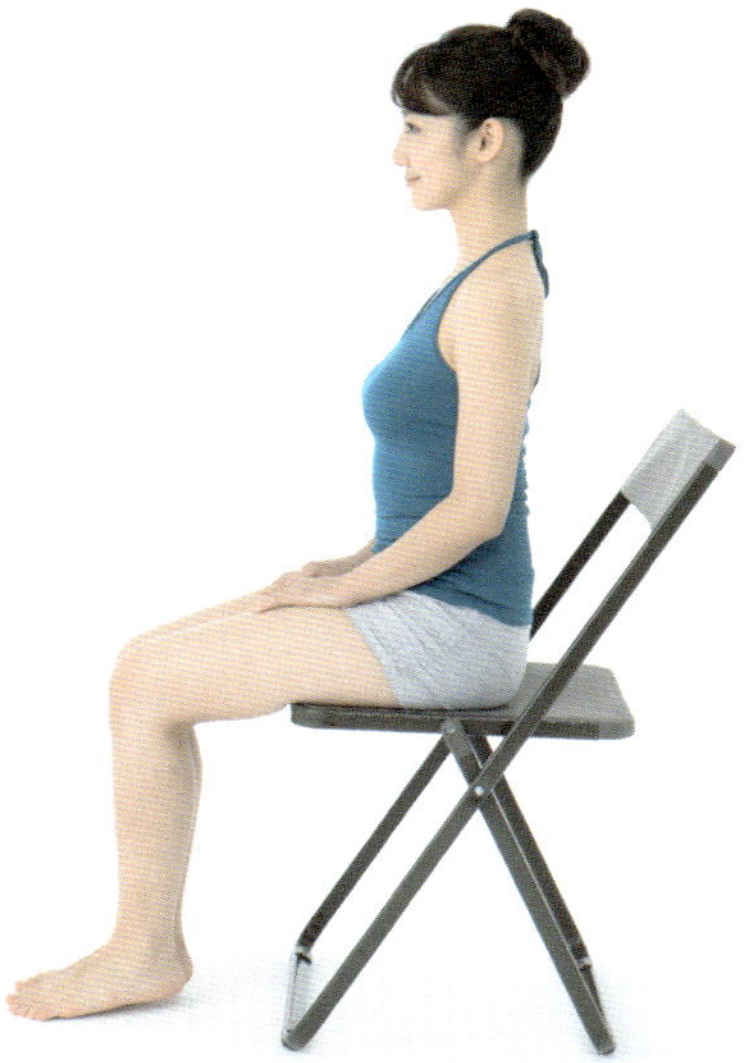

椅子に座ったら、ひざの上に軽くかかとを乗せます。

椅子にあまり深く座らず、やや前気味に腰を下ろします。足を組みやすい位置に座ります。

Step

1

アキレス腱、足裏をさすって温める

かかと周りにある筋肉やアキレス腱、足裏に膜のように張っている足底筋膜をさすります。毛細血管を刺激し、温めることで、かかとにくっついている筋肉をゆるめていきます。

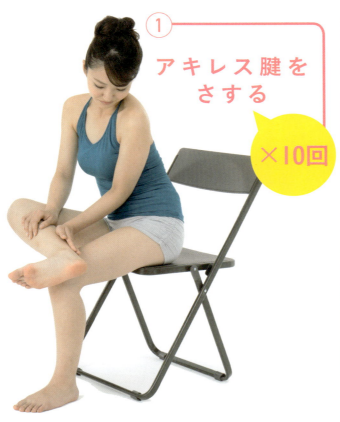

① アキレス腱をさする

×10回

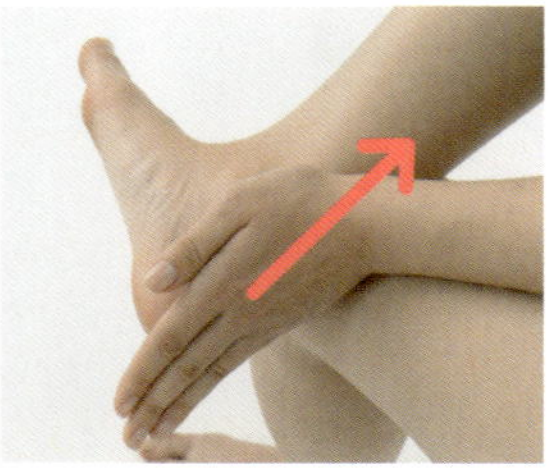

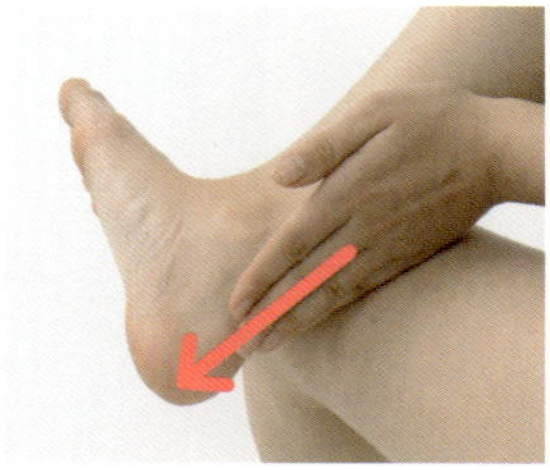

手のひらをまっすぐに開き、かかとの上にあるアキレス腱をなぞるようにして、軽く押しながら10回さすります。かかとからふくらはぎに向けて優しく温めていきます。

② 足裏（足底筋膜）をさする

×10回

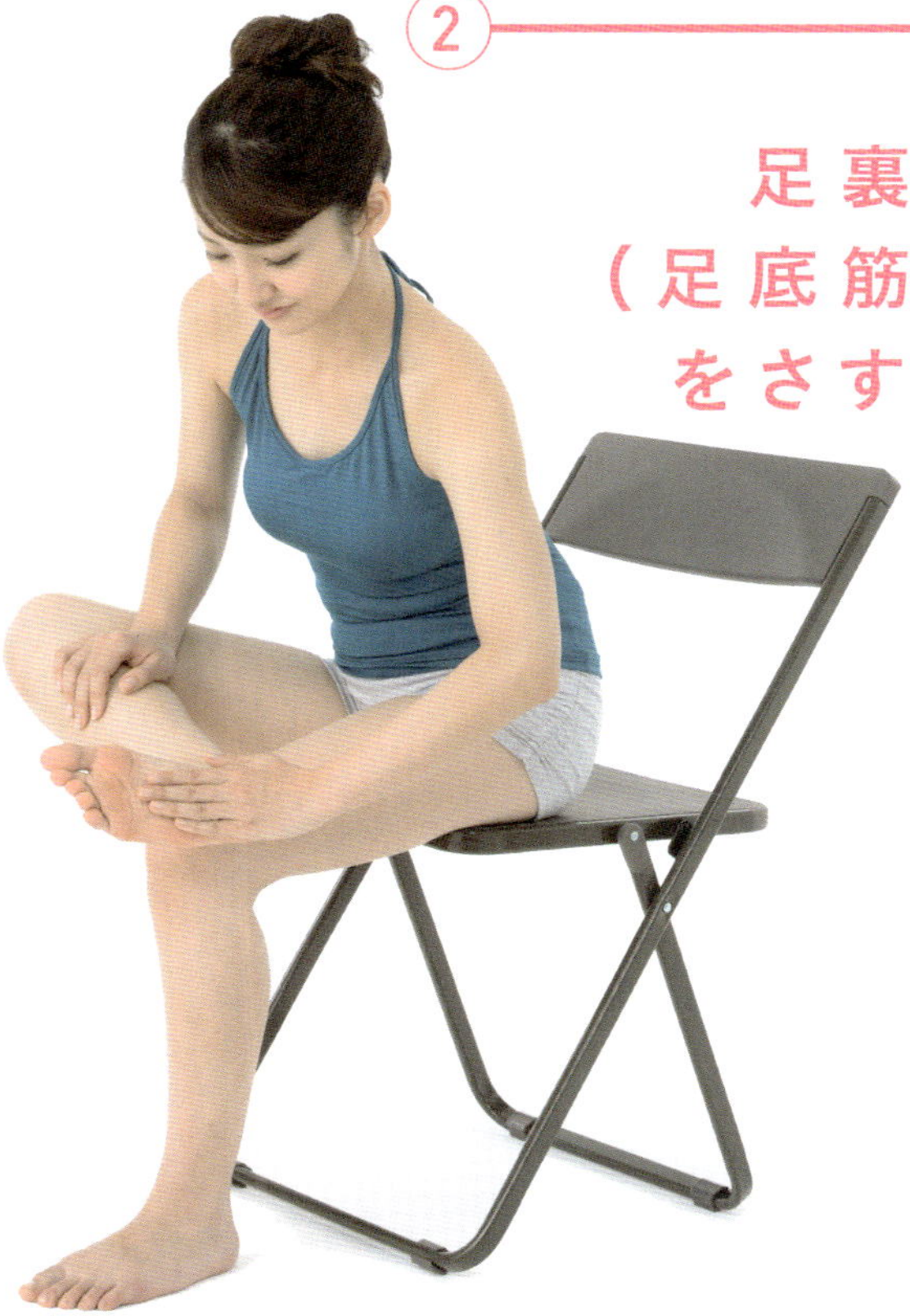

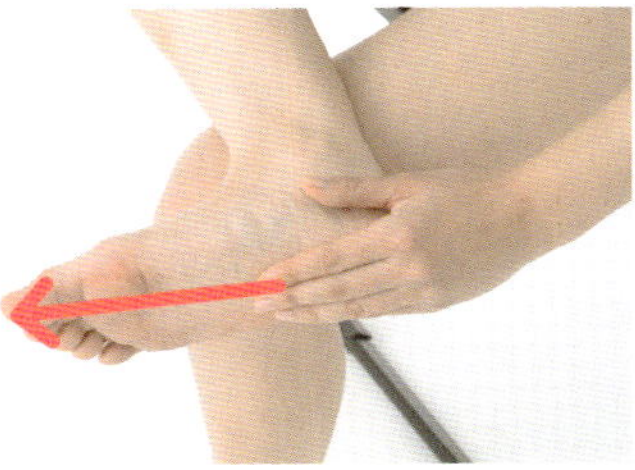

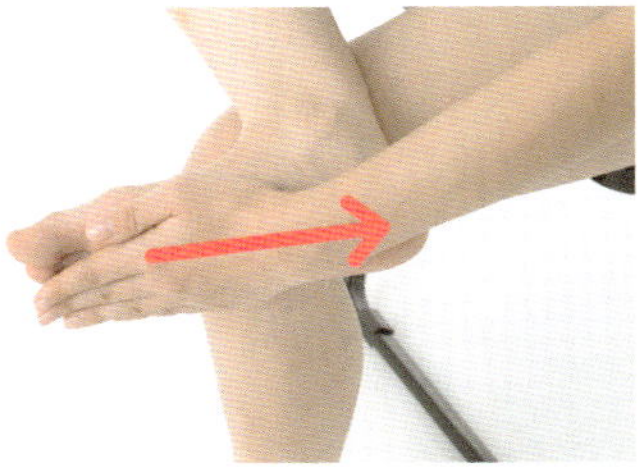

手のひらをまっすぐに開き、足裏にある足底筋膜をかかとから足先に向けてなぞるようにして軽く押しながら10回さすります。ゆっくりと優しくさすりながら、温めていきます。

Step

2

凝り固まったかかとの関節をほぐす

かかとの骨（踵骨）をつまんで、かかと周りの関節を動かします。かかとの骨は大きく動くものではないので、無理に動かそうとしてはいけません。無理をせず、ゆっくりとかかとの関節を左右に動かします。

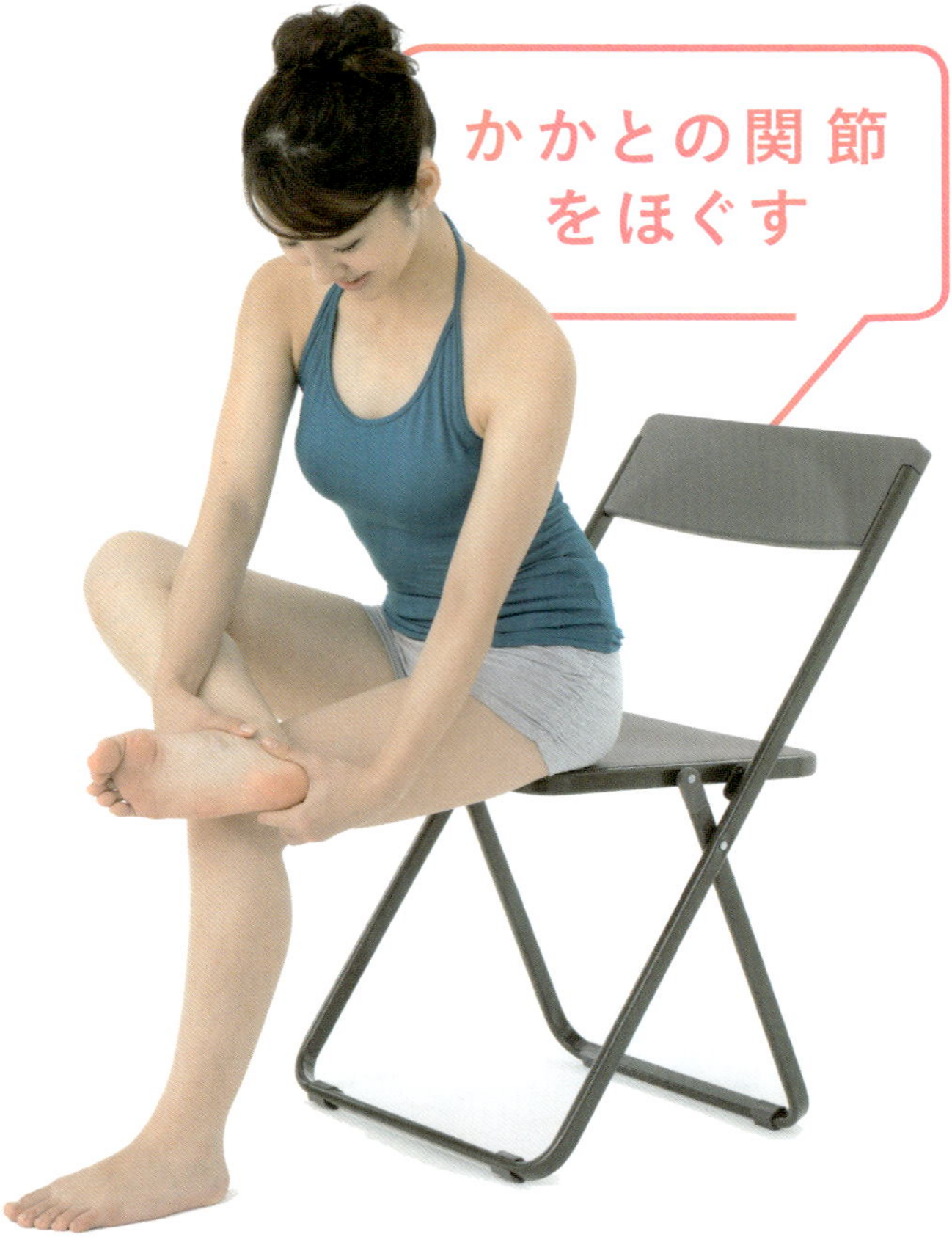

＊手の添え方

左の手のひらでかかとを覆うように包み、かかとの骨（踵骨）をつかみます。右手で足の甲側から足首を押さえ、両手の親指同士が一直線になるように手を添えます。

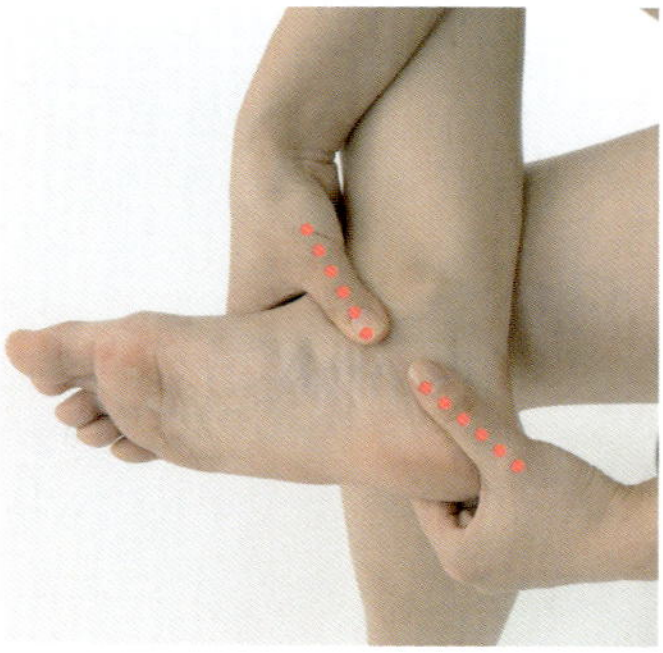

①

×10回

ゆっくりと上下にかかとの関節を動かす

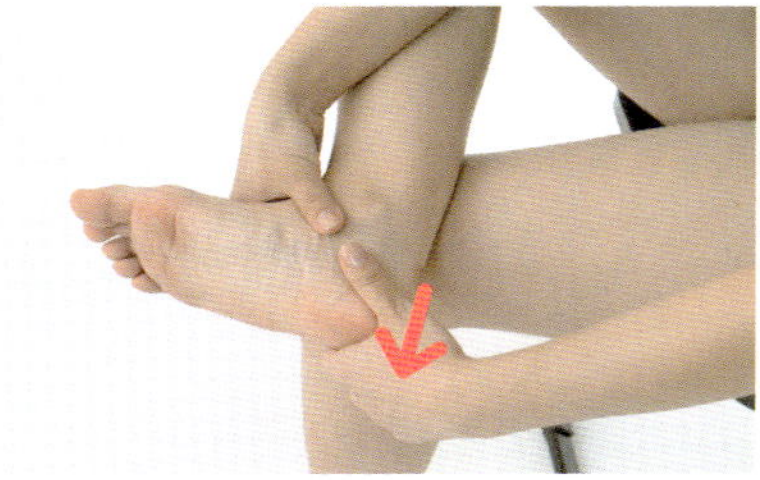

▼

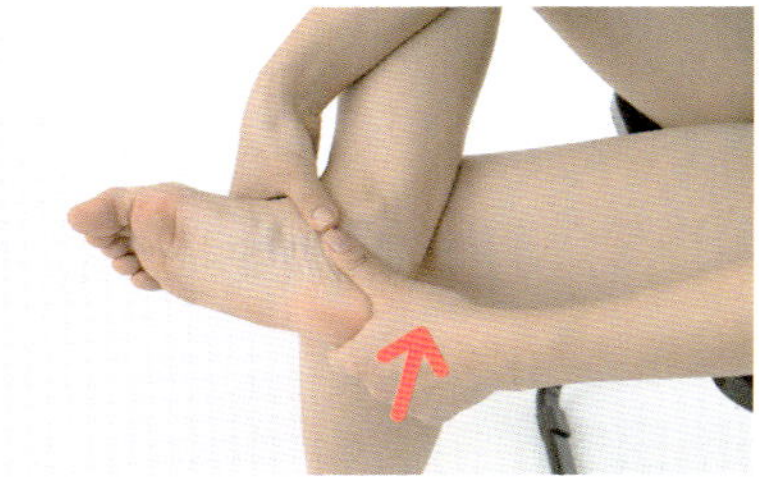

右手で押さえた足首を固定して動かさないようにしながら、左手でつかんだかかとの骨を上下に10回動かします。

②

×10回

ブルブルと小刻みにかかとの関節を動かす

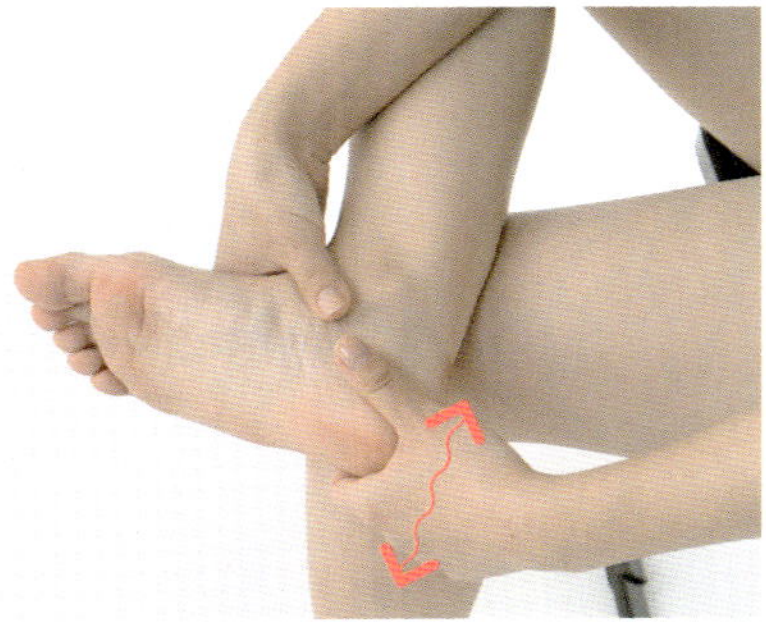

次に、左手でつかんだかかとの骨をブルブルと振動させながら、小刻みに上下に10回動かします。

Step
3
かかとを回して、正しい位置に！

この「かかとストレッチ」のメインとなるストレッチです。かかとを回すことで、かかとの歪みを改善します。かかとを本来の位置に戻し、歪みの元を取り除きます。

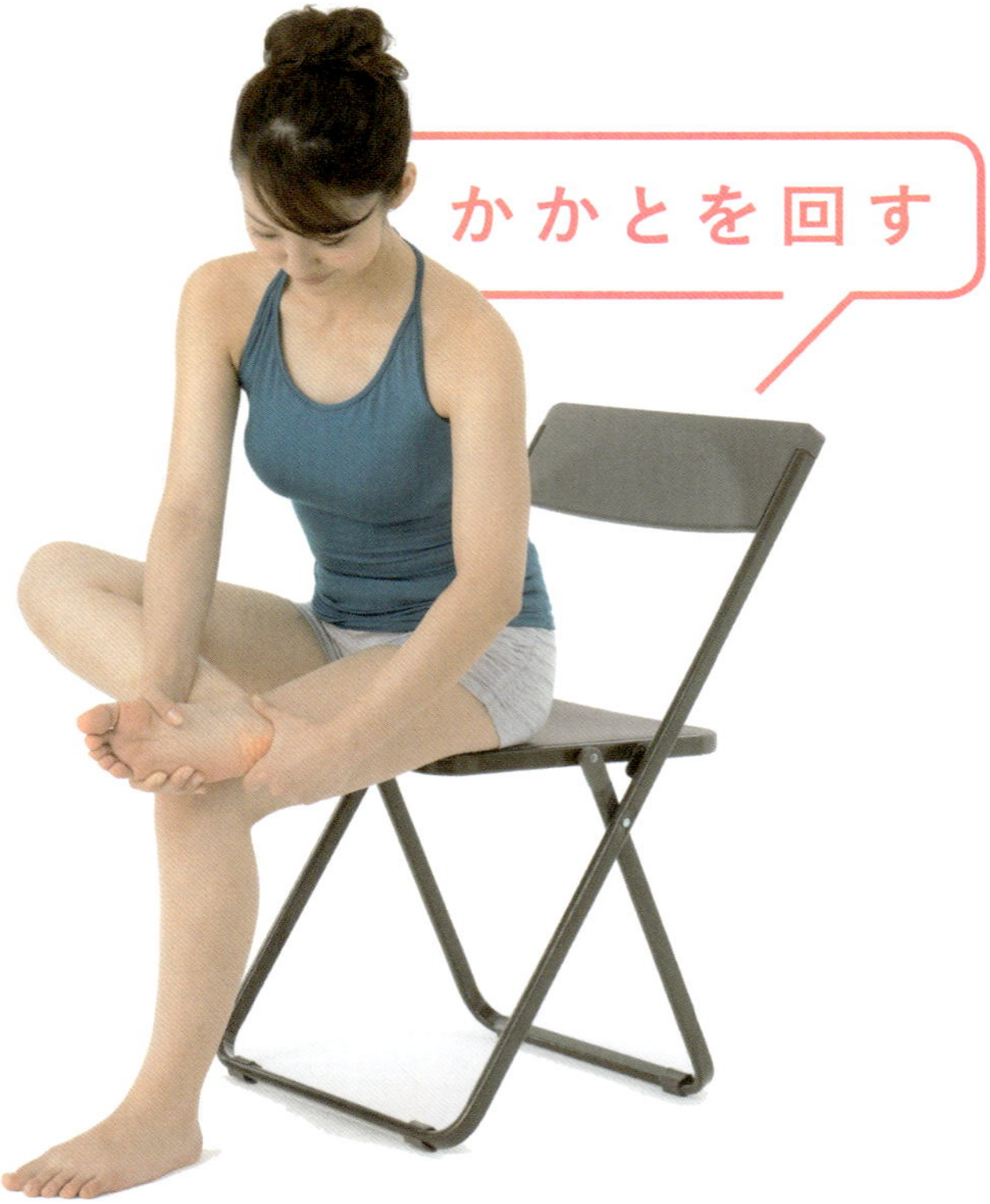

＊手の添え方

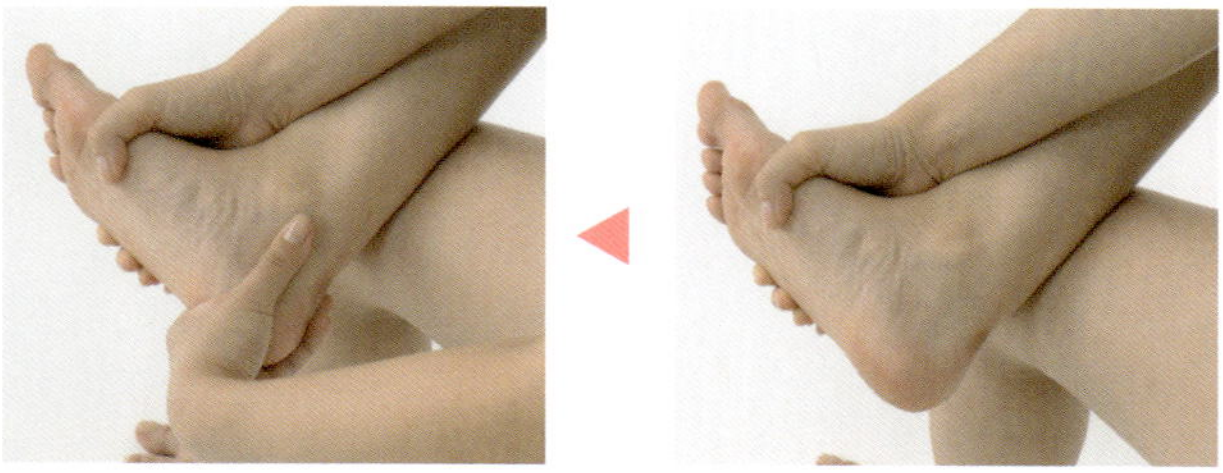

まず右手で足の甲をつかみ、足首が動かないように固定します。左の手のひらでかかとを包み込むようにして、かかとの骨（踵骨）をつかみます。左手の親指をくるぶしの下のくぼみにあて、しっかりとかかとの骨を固定しましょう。

①

×10回

かかとを外側に回す

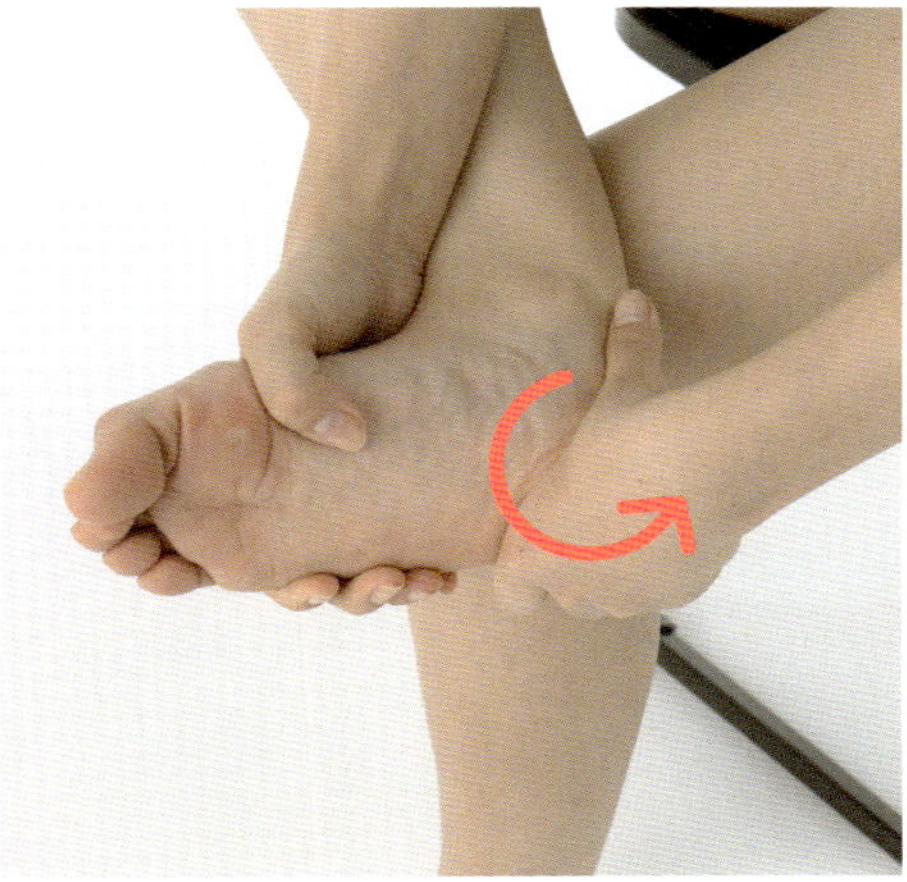

かかとを包み込んでいる左手を、体の外側に向けて10回ほど回します。あまり強い力ではなく、ゆっくりとかかとの動きを実感しながら回しましょう。

②

×10回

逆回し

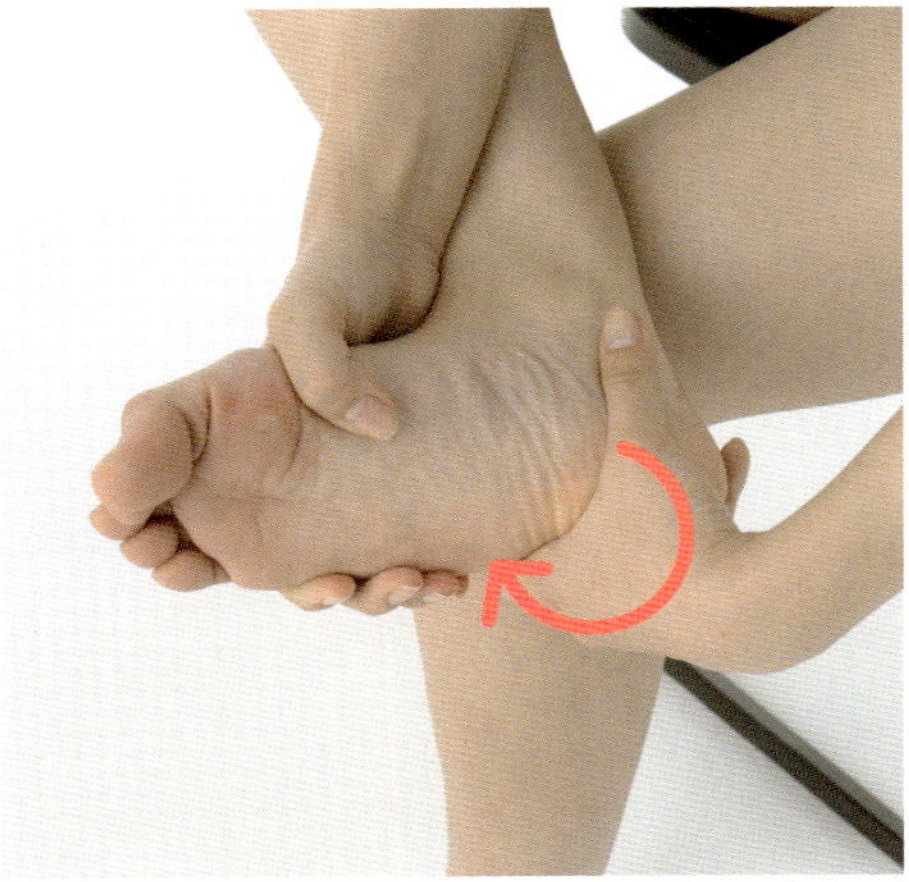

かかとを外側に回したら、今度はかかとを内側に向け、同じように10回ほどゆっくりと回します。

Step

4

これが気持ちよい！お尻の筋肉をぐーっと伸ばそう

足を組んだまま、息をゆっくりと吐きながら体を前に倒し、前屈をします。固まってしまったお尻周りから太もも、ふくらはぎにかけて筋肉をゆっくりと伸ばします。

×3回

お尻からふくらはぎを伸ばす

息をゆっくりと吐きながら、上体を前に倒して5秒キープする動作を3回繰り返します。お尻からふくらはぎにかけての筋肉が伸びて心地よさを感じます。

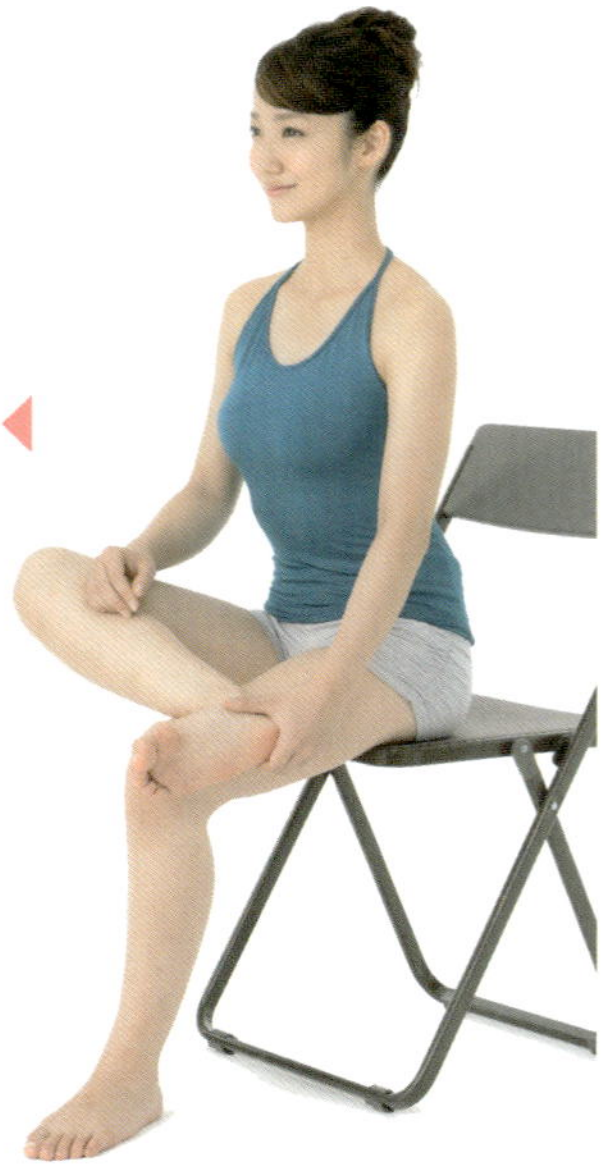

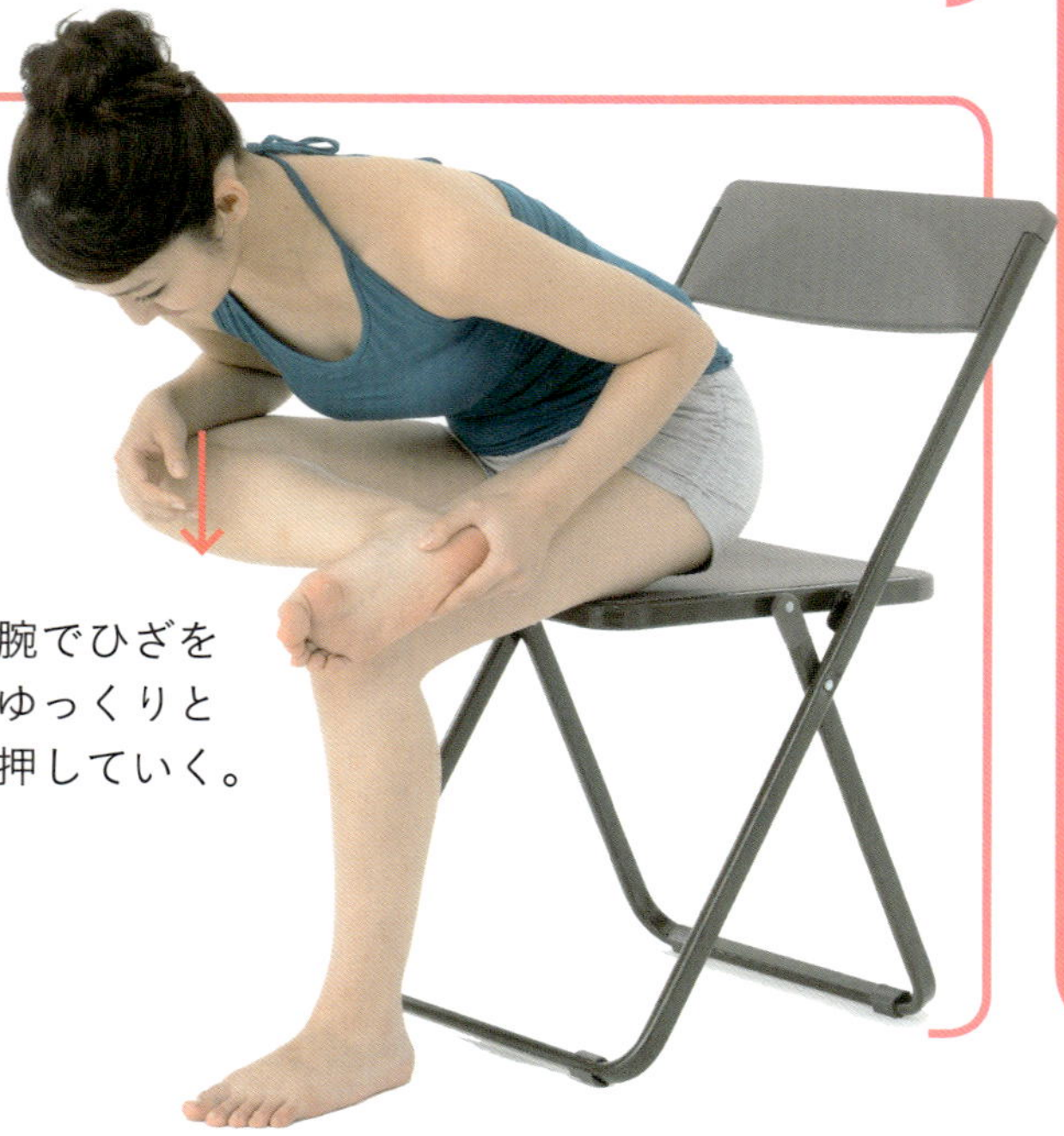

腕でひざをゆっくりと押していく。

①

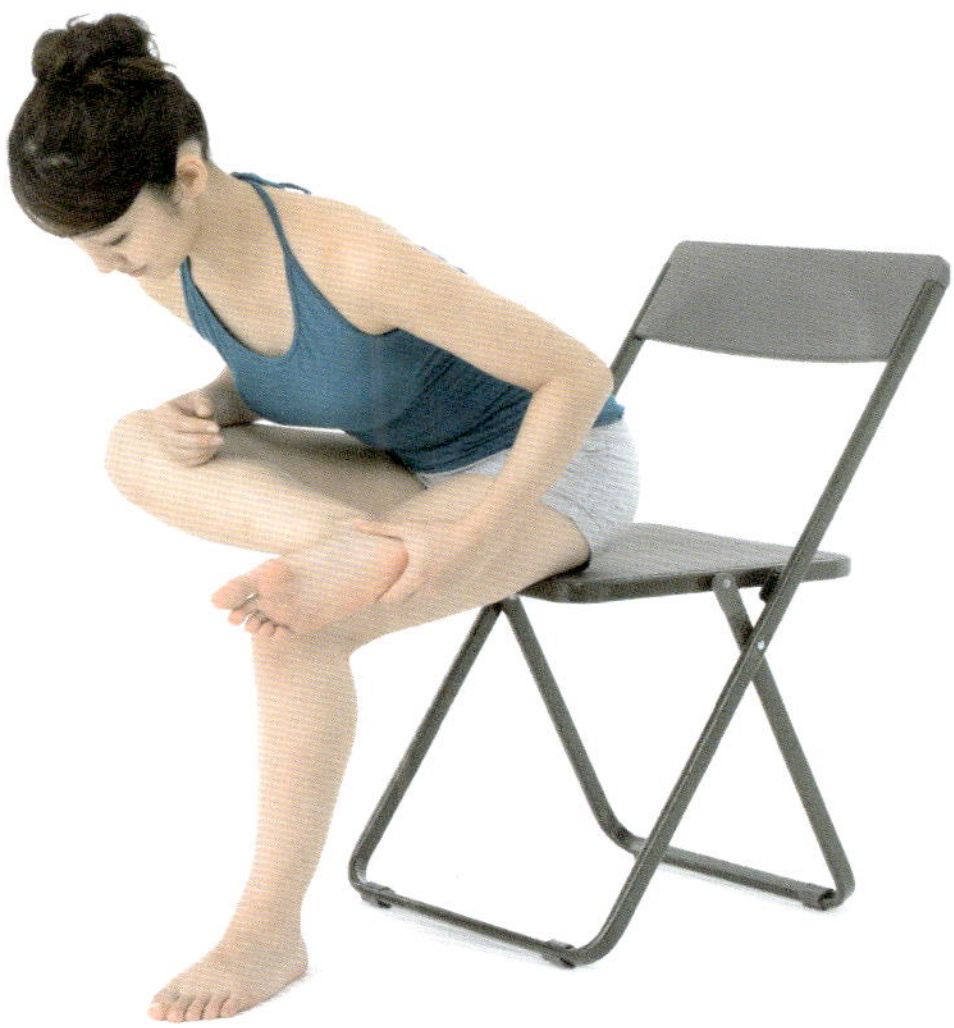

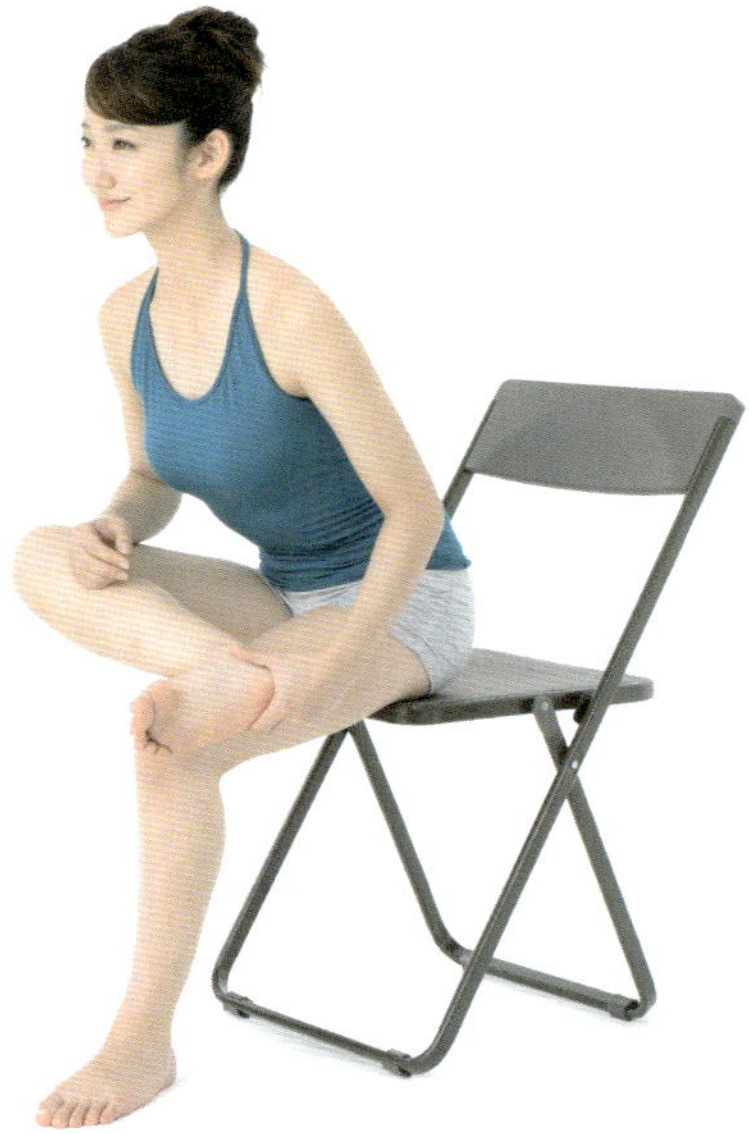

反対側から見たところ

お尻周りから太もも、ふくらはぎにかけて、足腰の筋肉が伸びていることを実感できます。

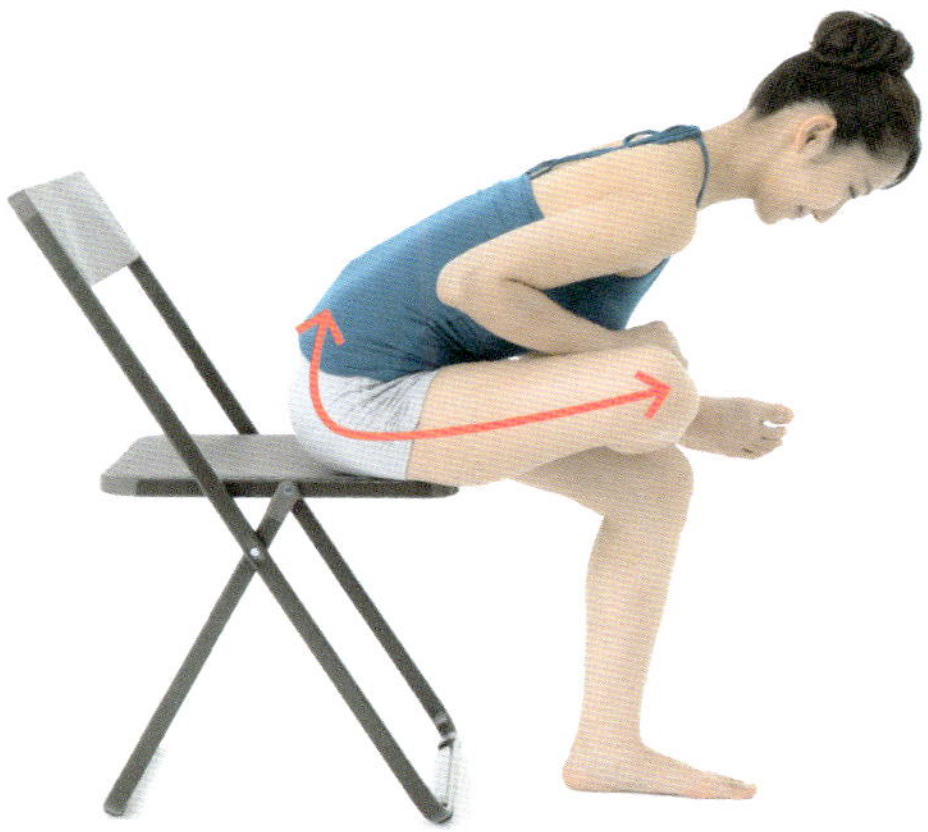

②

さらに負荷をかけたい場合

より筋肉を伸ばしたいときは、足を組んだひざの部分を腕で押しながら上体を前に倒すと、さらに足腰に負荷がかかり、筋肉の伸びを感じることができます。ただし、無理はせず、痛みを感じない程度にゆっくりと行いましょう。

Step

5

足首の屈伸で足の筋力低下を予防する！

組んだ足を元に戻し、足首の屈伸を行います。腓腹筋、ヒラメ筋、アキレス腱、足底筋膜、後脛骨筋（ふくらはぎから足裏までつながる筋肉）などの筋肉を動かすことで、筋力の低下を防ぎます。

▼ 足首の曲げ伸ばし

×10回

足首を伸ばす

椅子に座ったまま、右足を伸ばして5センチくらい床から浮かせます。このとき、つま先が内側や外側を向かず、ひざからつま先までがまっすぐになるように意識して伸ばしましょう。

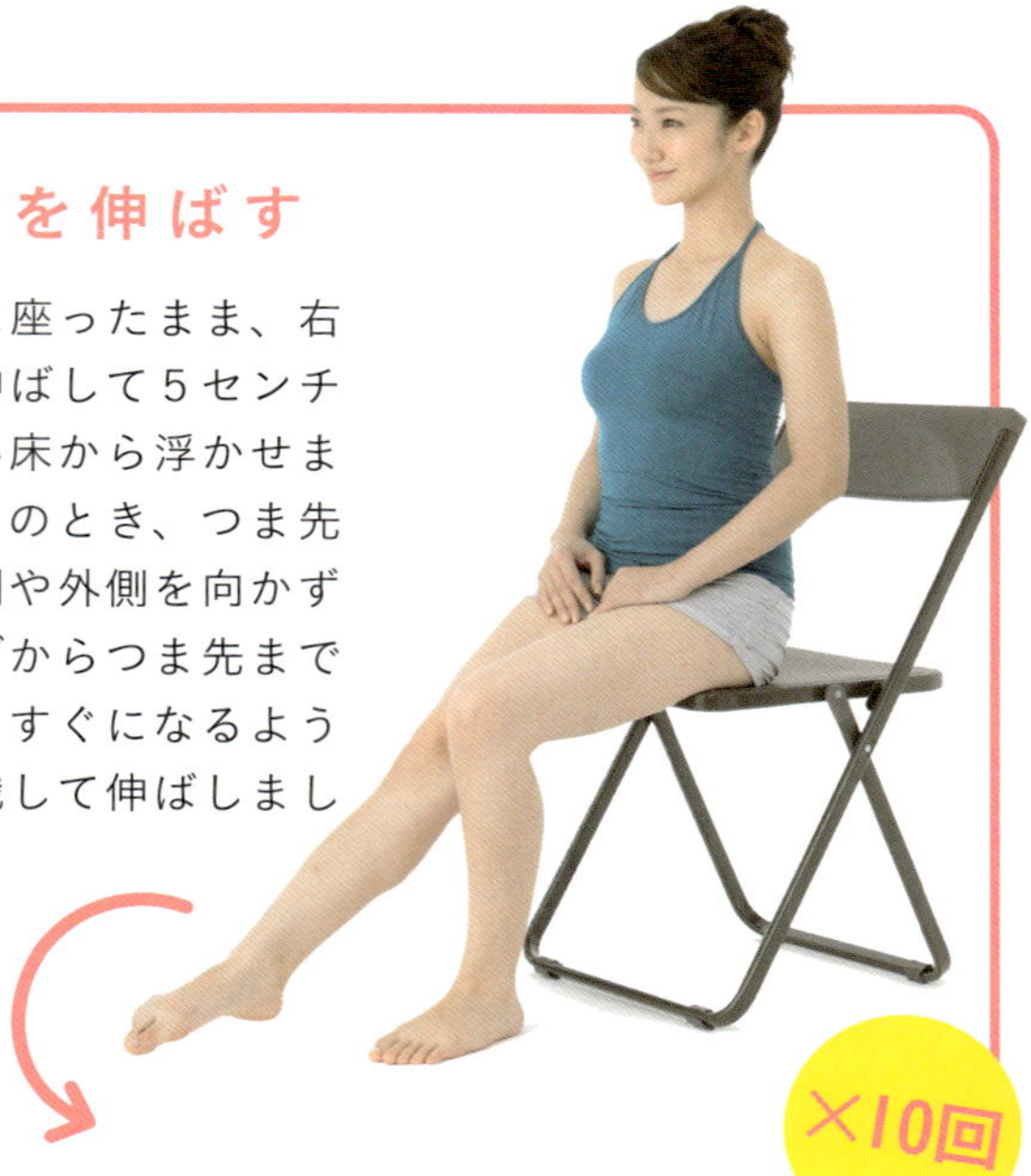

足首を曲げる

まっすぐに伸ばしたつま先を、足首の動きでゆっくりと上に向けます。背筋は伸ばしたまま、つま先の上げ下げを繰り返してください。

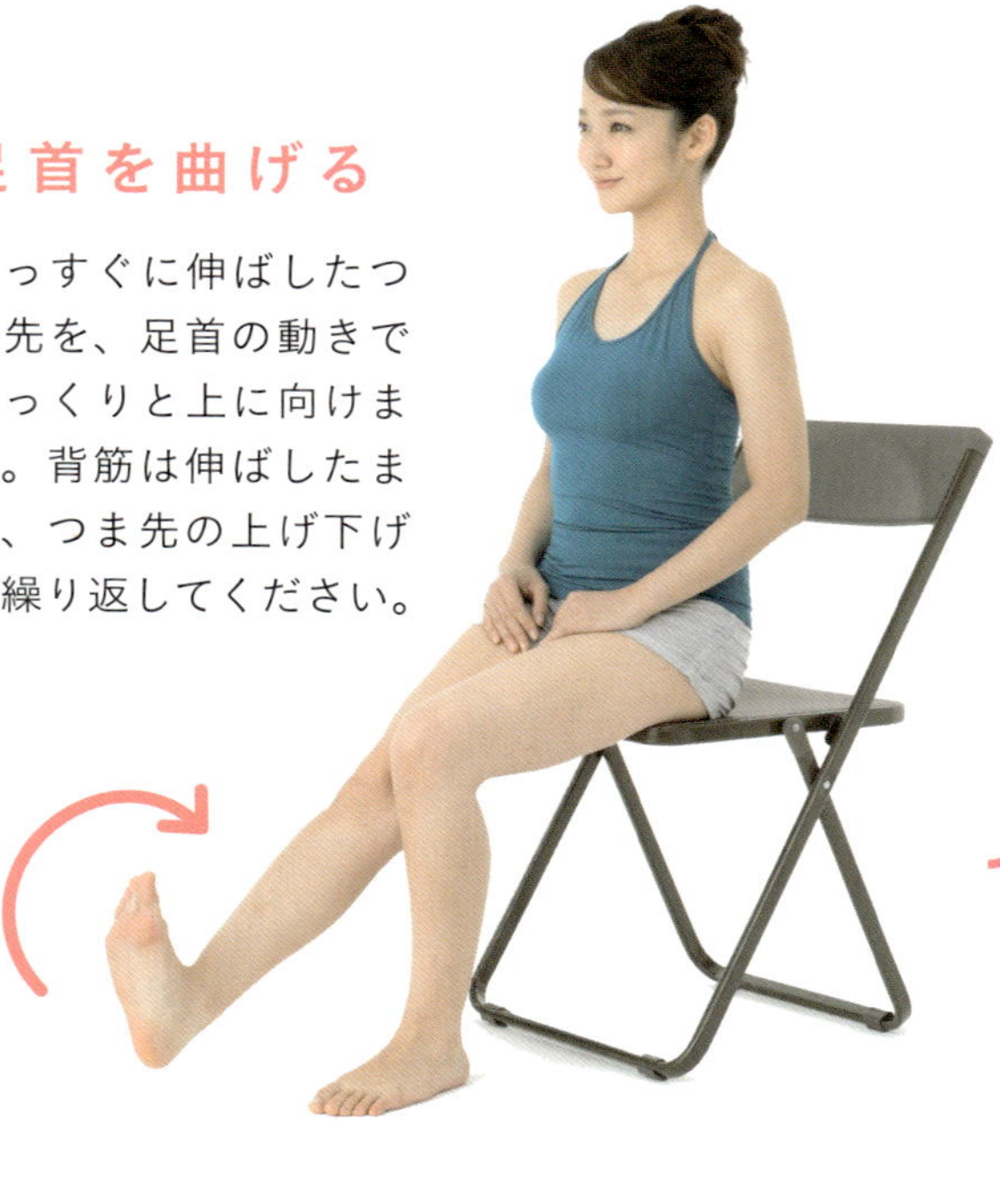

逆の足（左足）も同じように Step1～5を行います

Step 1

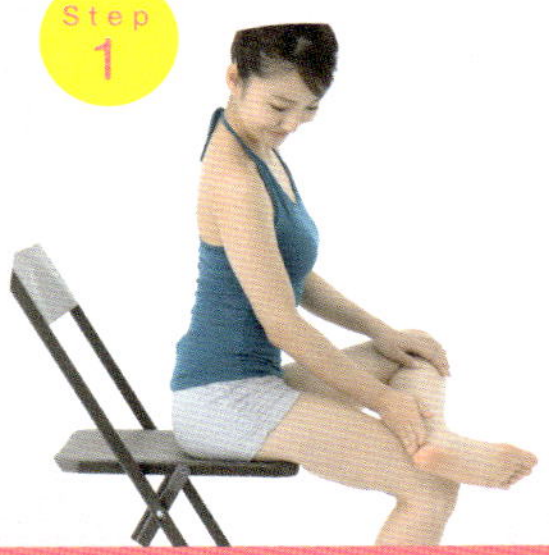

アキレス腱、足裏を温める

Step 2

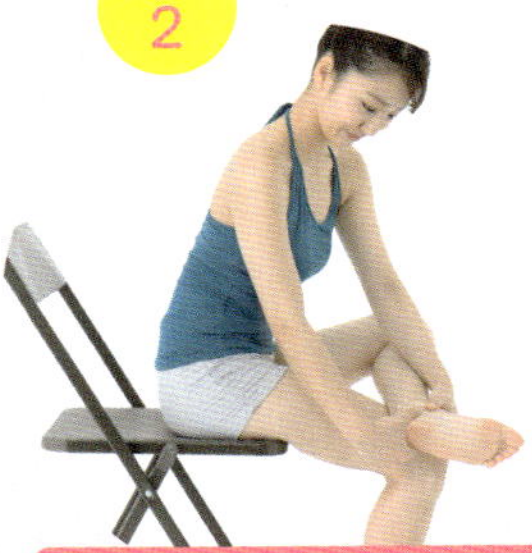

かかとの関節をほぐす

Step 3

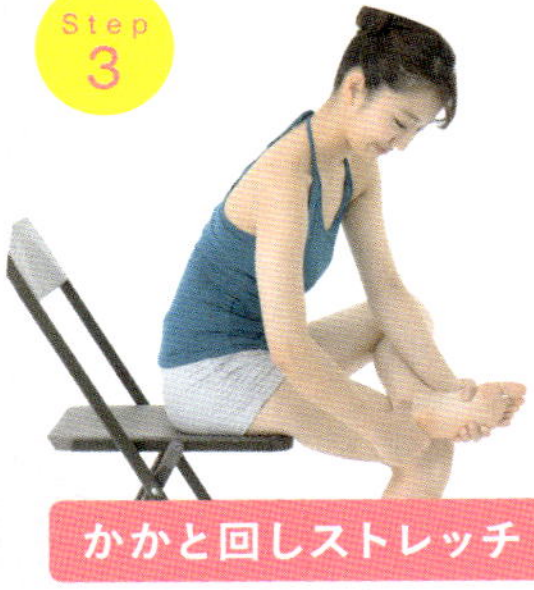

かかと回しストレッチ

Step 4

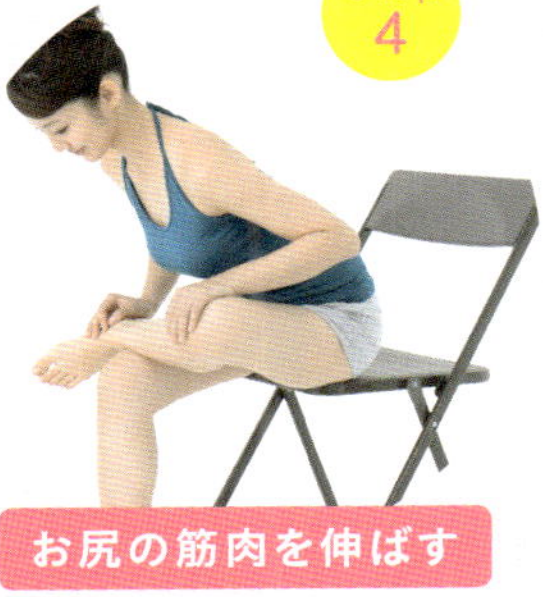

お尻の筋肉を伸ばす

Step 5

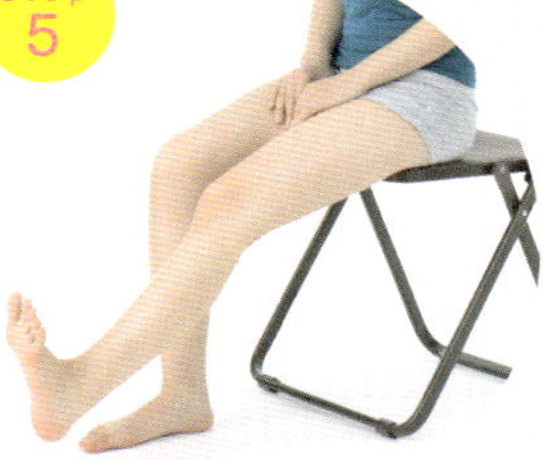

足首の屈伸をする

ここまでを
繰り返し行いましょう!!

これが実感できれば
かかとの歪みは改善されている！

かかとが内側に傾いている人の改善チェックポイント

チェック 1　足を内側に傾けづらくなっている

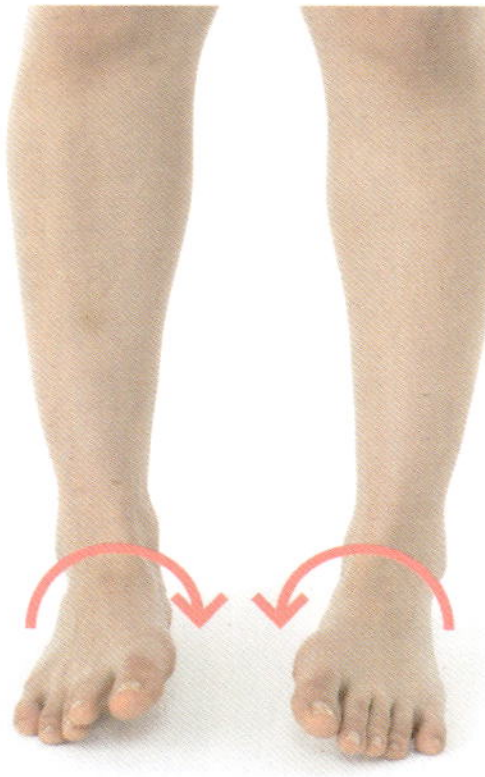

チェック 2　かかとと小指球のほかに、母指球（親指の付け根のふくらんだ部分）にも重心がのり、 親指でちゃんと踏めるようになる

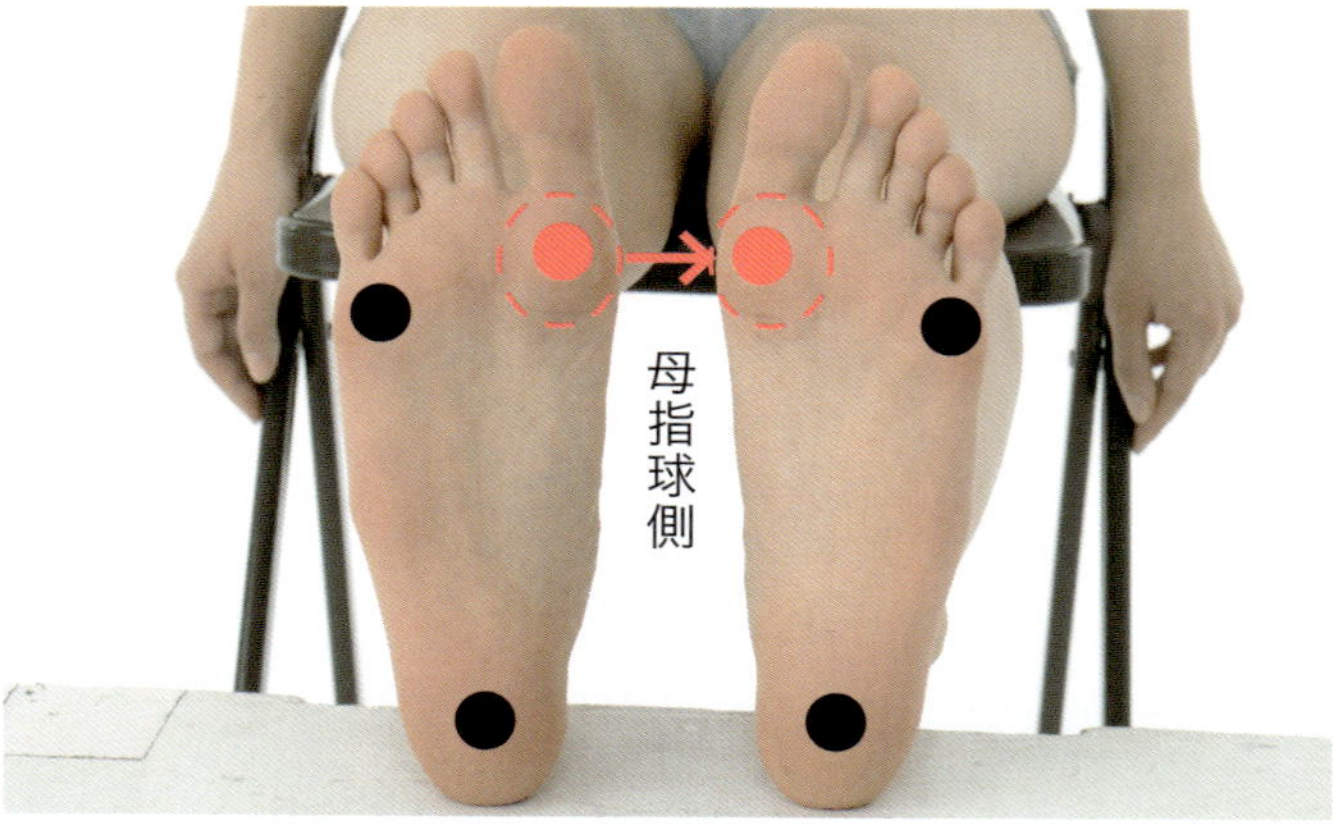

これが実感できれば
かかとの歪みは改善されている！

かかとが外側に傾いている人の改善チェックポイント

チェック 1
足を外側に傾けづらくなっている

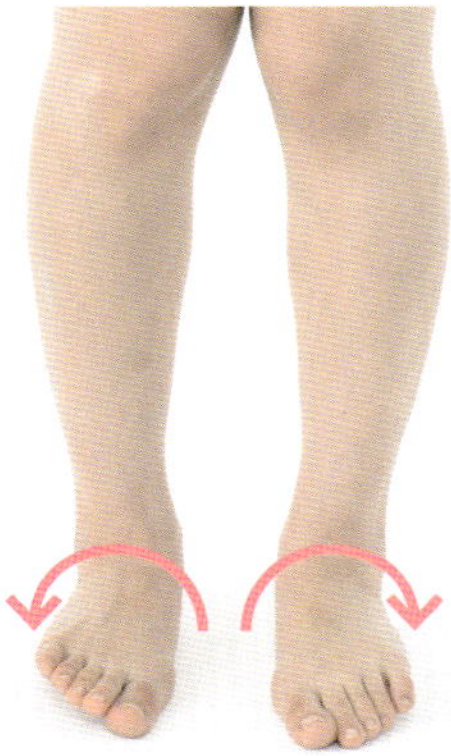

チェック 2
内側に向いていたひざ頭が正面を向くようになる

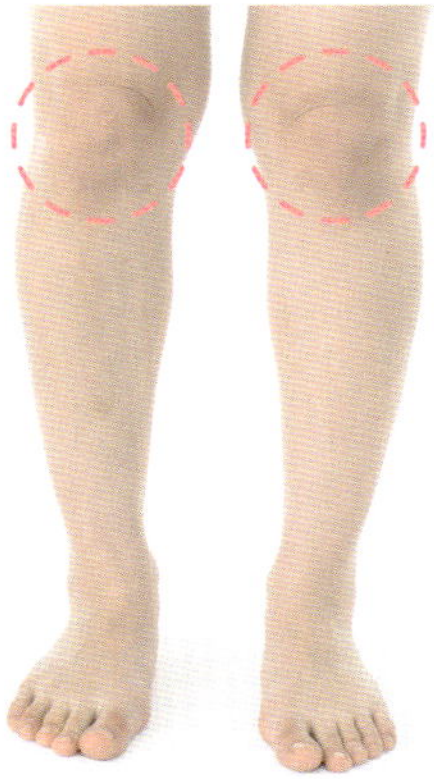

チェック 3
かかとと母指球のほかに、小指球（小指の付け根のふくらんだ部分）にも重心が乗り、小指でちゃんと踏めるようになる

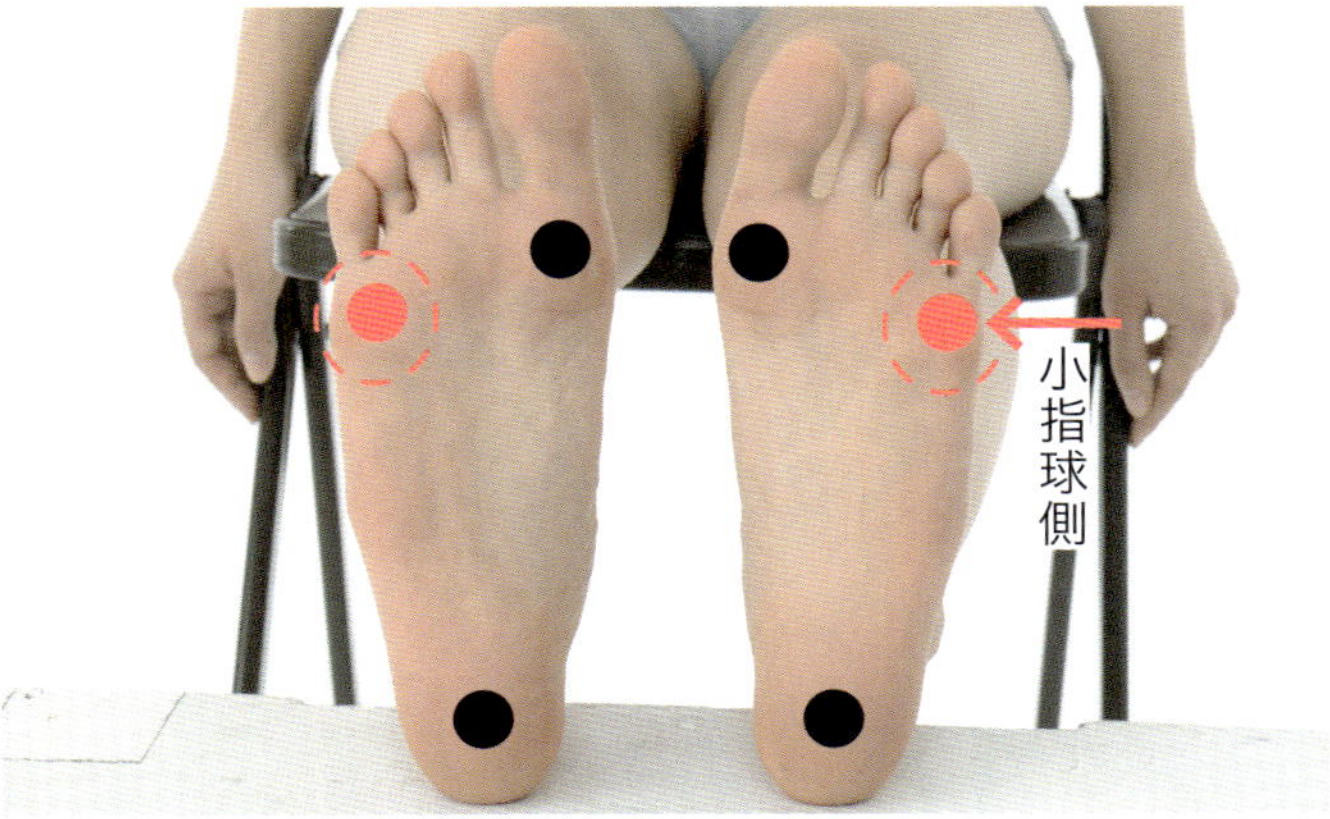

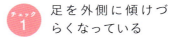

かかとストレッチを毎日続けて ずっと自分の足で歩ける体に！

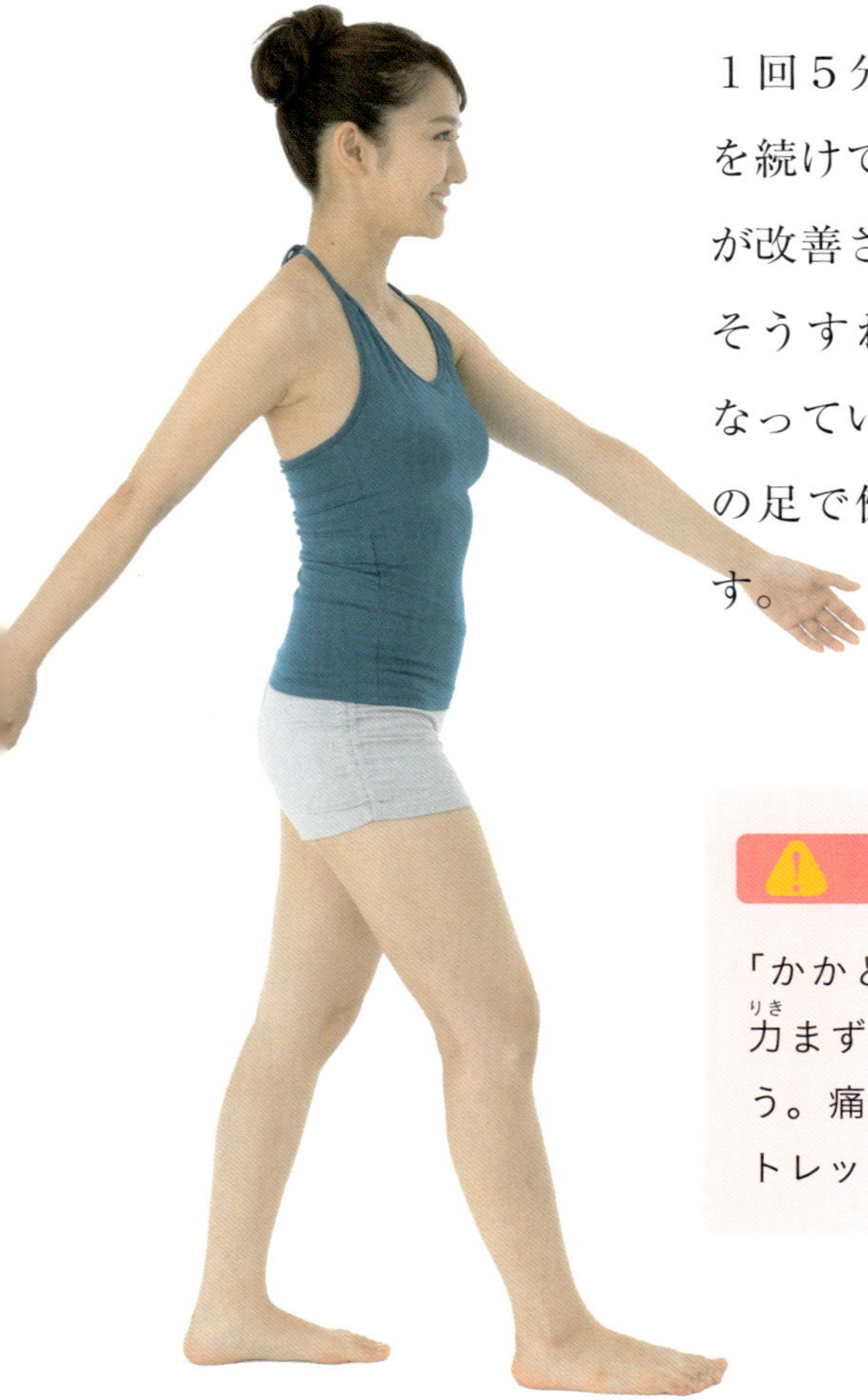

１回５分間の「かかとストレッチ」を続けていくことで、かかとの歪みが改善されていきます。
そうすれば、体全体の歪みもなくなっていき、いくつになっても自分の足で健康に歩いていけるはずです。

注意しましょう!!

「かかとストレッチ」をするときは、力《りき》まずにリラックスして行いましょう。痛みがある場合は、ただちにストレッチをやめてください。

「かかとストレッチ」体験者の声

体験者の声 1

原因不明の腰痛から坐骨神経痛になり、足に力が入らずつま先立ちもできなくなって、このまま一生治らず介護が必要な寝たきり生活になることも想像しましたが、**痛みも症状も回復してきました！**（57歳／男性）

体験者の声 2

スキーで怪我をしてから、常に股関節に痛みが伴い立つことや歩行も困難でした。痛みをかばうように歩くためか、腰やひざまで痛みがありましたが、「かかとストレッチ」を始めてからは**痛みを頻繁に感じなくなり、不安な気持ちから解放されました！**（51歳／女性）

体験者の声 3

肩こりや頭痛がひどく、いろいろと治療を試すも変化なし。「かかとストレッチ」を始めた当初は歩き方や立ち方に違和感を覚えましたが、**足裏からまっすぐ立てるようになると楽に歩けるようになり、頭痛も解消してきました！**（43歳／女性）

体験者の声

4

外反母趾で歩くと痛みがありましたが、仕事柄ヒールを履く機会が多く苦労していました。また、血行も悪く冷えにも悩んでもいましたが、姿勢がよくなったことで**外反母趾の痛みや変形も軽くなり冷え性も改善してきました！**

（32歳／女性）

「かかとストレッチ」を続けると、足裏の接地感が安定して体のバランスのよさに驚きました。

靴底の減り方が明らかに変わり、O脚の原因が外足重心なのにも気づきました。今までかかとや筋肉にどれだけ負担がかかっていたのか思い知らされました。（49歳／男性）

体験者の声

5

体験者の声

6

不妊に悩んでいる時期に「かかとストレッチ」を知り、続けていたら**無事妊娠することができました。**歩き方が変わり、全身全体によい影響があったからこそ、妊娠につながったのだと思います。

（35歳／女性）

第3章

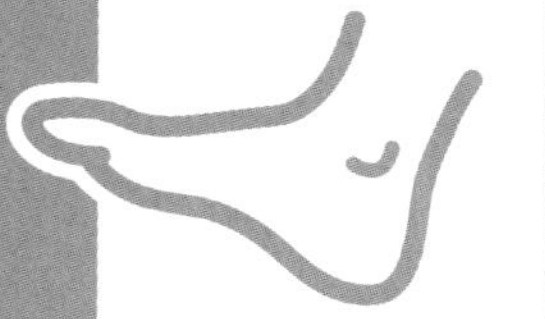

まずは、1回6歩から。家でもできる体によい歩き方

If you want to be healthy, condition your heels

歩くのがつらい人にもおすすめ！ 1回6歩トレーニング

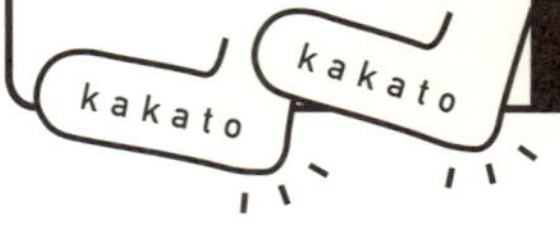

「かかとストレッチ」を行ってかかとの歪みを取り除き、かかとを整えたら、あとは正しい姿勢で歩くだけです。

それが健康を取り戻すための、たった一つの方法です。

散歩を兼ねたウォーキングなどは、とても効果的です。

ウォーキングを行う方の中には、

「1日○歩を目標に歩きましょう」
「1日○時間歩くことで健康になります」

など、健康診断のときにお医者さんから言われたり、テレビや雑誌で紹介されていたりした一定の目標に向かって取り組んでいる方も多くいらっしゃるかと思います。

また若い人でも、車での移動が多い生活を送っていたり、デスクワークが中心で歩く機会が減っていたりする方は、今からでも意識して歩くようにしましょう。

まずはエスカレーターは使わず、階段を利用するだけでも違いは出てくるはずです。

もし、日頃ショッピングをして歩いたり、毎日会社まで30分歩いて通勤していたりする方でも油断はできません。

歩き方が悪かったり、よくない姿勢のまま歩いていたりしては、足腰は衰えてしまいます。

かかとを整え、正しい歩き方で歩くことが、健康な体を取り戻すために大切なのです。

とはいえ、いくら歩くことが健康によいと言われても、それを実践できない方もいるかもしれません。

事実、相談にくる方の中には、

「家の中を歩くだけでも疲れてしまう」

「杖を使わないと歩けません」

といったように、**足に痛みがある、またはすでに足腰が弱ってしまって、歩くことに不自由している方も**少なくありません。

本書を読まれている方の中にも、同じように歩行が困難な方がいらっしゃるかもしれません。

そういった方は、

「せっかくかかとを整えても、歩くことができないから意味がない……」

と悲観されるかもしれません。

しかし、私はそのような方たちに、いつもこうアドバイスをしています。

「家の中で、ゆっくりと自分の足を使って、6歩だけ歩いてみてください」

たった6歩で何が変わるのかと感じられるかもしれませんが、この**「1回6歩トレーニング」を行うだけでも、足腰の筋肉に変化が起き、体は確実に健康な状態に近づきます。**

歩くと転びそうになってしまうという方は、壁に手をついて体を支えながら歩いても構いません。

それもつらいという方は、**壁に手をついて、足先だけで立つトレーニング**から始めてもよいでしょう。（次ページのイラストを参照）

立つこと、歩くことは、それだけで運動になります。

つまり、立つだけ、歩くだけでも足腰の衰えを防ぎ、筋肉に刺激を与えることになるのです。

「1回6歩トレーニング」を継続して行い、無理なく6歩歩けるようになったなら、次は7歩、8歩……と、少しずつ歩数を増やしていきましょう。

それによって、自分自身の体が健康な状態になってきているという、前向きな体の変化を感じ取ることができます。

そうして、家の中を自分の足だけで問題なく歩けるようになったなら、今度は外に出てみましょう。

ただし、いきなり遠くまで出歩くようなことはおすすめしません。いつも家の中で生活をしていたため、靴を履いて外を歩く環境の変化に体が慣れていない場合もあるかもしれません。

また、家の床とアスファルトとでは足にかかる負担が異なるため、無理をして歩くと足腰を痛めてしまう可能性があります。

壁に手をついて、足先だけで立つトレーニング

歩くために必要な足腰の筋肉が弱っている方は、壁に手をついて、しっかりと足指を使って立つトレーニングから始めてみましょう。足の筋力が弱ってきてしまうと、足指を使わずに足の付け根部分を使って歩こうとしてしまいます。

このトレーニングで、歩くときの最後に地面を蹴るために必要な足指の筋肉を鍛えましょう。ただし、決して無理はしないでください。バランスを崩さないように、ゆっくりと繰り返し続けてみましょう。

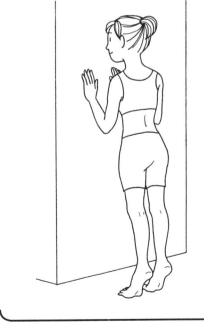

まずは家の周りを3分ほどかけて、ゆっくり歩くことから始めてください。

慣れたら近所の公園に行ってみるなど、焦らずに、少しずつ歩く距離を伸ばしましょう。

小さな積み重ねを続けることによって、衰えていた筋力が戻り始め、体は健康な状態を取り戻すことができます。


ただし、これまでに何度もお話ししているように、ただ1回6歩歩けばよいというわけではありません。

あくまでも、

- **「かかとストレッチ」を行い、かかとの歪みを取る**
- **正しい歩き方を身につける**
- **その上で、1回6歩、自分の足で正しく歩く**

というステップを踏まなければ、せっかくのトレーニングも意味がありません。遠回りに感じるかもしれませんが、急がば回われという言葉もあります。まずは、体の歪みを整えて、弱ってしまった足腰の筋力をゆっくりと時間をかけて回復させましょう。

そうすることで足腰への負担は減り、痛みや疲れが出にくい健康な状態へと変わっていきます。

健康を気遣うのに遅すぎるということはありません。

健康で楽しい日々を過ごすことを目標に、じっくりと時間をかけて、自分の足で歩ける体を取り戻しましょう。

If you want to be healthy, condition your heels

ゆっくりと親指を使って歩くと、免疫力も上がる

かかとの歪みを取って正しい歩き方ができるようになれば、いろいろな体の不調も改善されていきます。

正しい歩き方のポイントを、おさらいしておきましょう。

- **歩幅を広く取り、大股ぎみに歩く**
- **かかとから地面に足をつき、母指球（親指の付け根側）から離れる**
- **腕を真後ろに引くことだけを意識し、振り子のように振って歩く**

これはつまり、

足裏を上手に使って、大股で歩く

と言い換えることができます。

進行方向に足先をまっすぐ向けて、腕を真後ろに引くようにしてしっかり振り、腕の振りで前に進む力を高め、歩幅をいつもより大きくして歩くイメージです。かかとから着地してしっかりと足裏で地面を感じ、そして、親指で地面を蹴り出す感覚を意識しながら歩くことを身につけましょう。

普段の歩き方に慣れてしまっているので、初めはぎこちなく、違和感を感じることもあるかもしれませんが、歩くことの本来の動きは、きっと体が覚えているはずです。

このように足裏を上手に使って歩くことができれば、体の痛みや疲れなどの不調から解放されるだけでなく、免疫力も高まります。

歩き方が変われば免疫力が高まると言われても、その関連性をイメージすることは難しいと思います。

実は、**免疫力が低下することに関係するのが、「自律神経」の存在です。**

誰でも、「自律神経の乱れ」という言葉を一度は耳にしたことがあるのではないでしょうか。

しかし、「自律神経はどのようなものか、わかりますか？」と問われると、答えに躊躇《ちゅうちょ》してしまう方が多いかもしれません。

自律神経は、循環器や呼吸器、消化器などの活動を維持するために、休むことなく働き続ける神経です。

その中でも、昼間や活動を行っているときに優位に働くものを「交感神経」、夜や安静にしているときに優位に働いているものを「副交感神経」と呼びます。

私たちはこの「交感神経」と「副交感神経」のバランスを保つことで、体調を崩さず、元気に過ごすことができるのです。

しかし、日々の生活習慣や仕事のストレスなどで、バランスが崩れてしまうこともあります。

その状態のことを「自律神経が乱れる」と表現するのです。

自律神経の乱れは、免疫力の低下をはじめ、倦怠《けんたい》感や食欲不振、胃腸の不調、吐き気やめまい、動悸《どうき》、不安感、不眠、関節の痛み、ストレスなど、さまざまな体の不調を引き起こします。

そのような、**自律神経が乱れてしまった方に共通して見られる特徴の一つに、**

「悪い姿勢（軸の歪みや骨格の歪み）」というものがあります。

たとえば、猫背で背中が丸まった状態になると、頭が前に倒れます。重たい頭が前に倒れると、首や肩、背中などの筋肉で無理に頭を支えようとするため、筋肉は緊張した状態になります。

本来、正常な姿勢であれば、ムダな筋肉を使うことなく体を支えることができるのですが、悪い姿勢に体が慣れてしまうと、筋肉は緊張した状態が慢性的に続くことになり、それが自律神経に負担をかけてしまっているのです。

こういった理由から、**姿勢の悪さが原因となり自律神経の乱れが引き起こされる**こともあるのです。

また、深い呼吸をすることは、リラックスする副交感神経の働きをよくする効果がありますが、姿勢が悪く背中が丸まった状態では、しっかりと息を吸うことも吐くこともできません。

そのため、常に交感神経が優位に立ち、緊張状態が続くことになってしまうので、体はいつも休まらないのです。

体の歪みが整えば、姿勢は自然によくなっていきます。その結果、筋肉の緊張した状態は改善され、自律神経が整い、免疫力が上がっていくのです。

さらに、姿勢がよくなることで、深い呼吸がきちんとできるようになり、リラックスした状態のときに働く副交感神経が優位になるため、気持ちも穏やかに安定していきます。

歩き方を変えれば、腰痛、ひざ痛も改善する

40代を迎えたころから、腰やひざ、肩などの痛みや不調で悩んでいる方は多いと思います。私が施術をする方の中にも、腰痛、ひざ痛、肩こりなどの不調を訴えられる方は数え切れないほどいらっしゃいます。

平成22年に行われた国民生活基礎調査によると、**男性が主に感じる痛みの自覚症状の1位は腰痛、女性は肩こりが1位、腰痛が2位という結果になりました。**

また、ひざに水がたまって痛む「変形性ひざ関節症」は、日本に約2500万人

の患者さんがいるともいわれます。

このような体の部位ごとの痛みは、なぜ起こるのでしょうか。

腰痛の主な原因は、

- **腰周りの筋肉に過度の負担がかかり、バランスが崩れることで痛みが生じる**
- **内臓の疾患（女性では婦人科疾患も含む）から痛みが起こる**
- **腰椎《ようつい》などの骨の異常から起こる（これは病名が特定できるもの）**

という三つに大きく分けることができます。

ただ慢性腰痛に関しては、過去に感じた痛みや不安などが脳にインプットされ、実際には痛みがない場合でも、痛みがあるように感じてしまうといった精神的なことが原因である場合もあります。

この中で特に注目してほしいのは、腰周りの筋肉に過度の負担がかかることで発症する痛みです。

長時間同じ姿勢を続けると、筋肉が緊張し、そこから歪みが生じ、痛みが起こります。腰への負担は、長時間の緊張だけでなく、普段の体の使い方に偏りがあり、筋肉の使い方に左右差が生じることが原因になっていることもあります。

体の左右で筋肉のバランスが崩れてしまうと、立っているだけでも重心

体の歪みチェック
（正面）

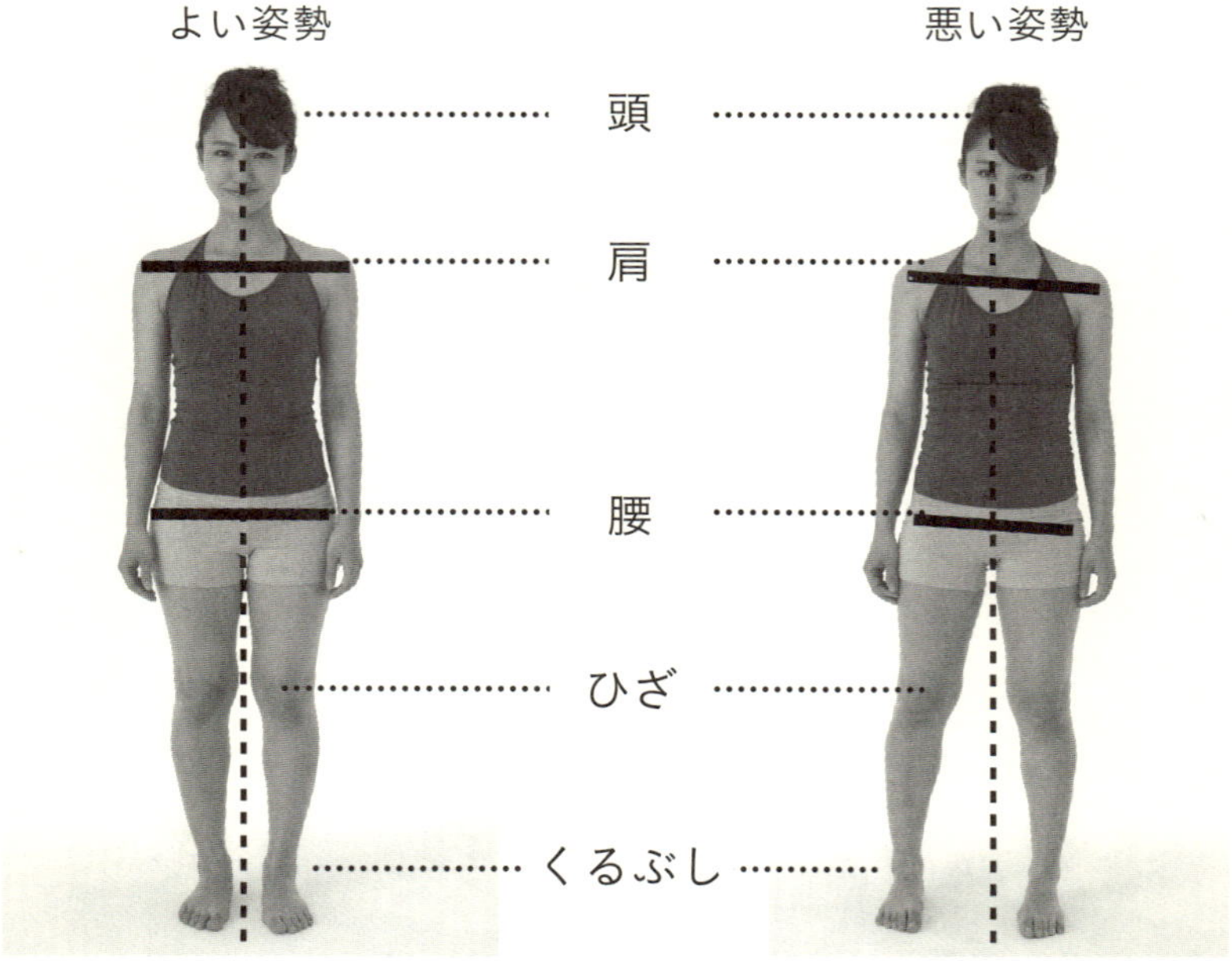

正しい姿勢の場合は、体の真ん中に直線を引くことができるが、姿勢が悪いと真ん中からずれてしまい、肩や腰も地面と平行になっていない。

が偏るようになり、さらに骨盤の軸も歪むため、腰に負担がかかり、腰痛を引き起こすのです。

また、**ひざの痛みも腰の痛みと同じように、体の歪みが原因となって起こるものがあります。**

たとえば、椅子に座ったときに脚を組んだり、バッグを一方の肩にばかりかけたりといった習慣によって、体は歪んでい

体の歪みチェック（横向き）

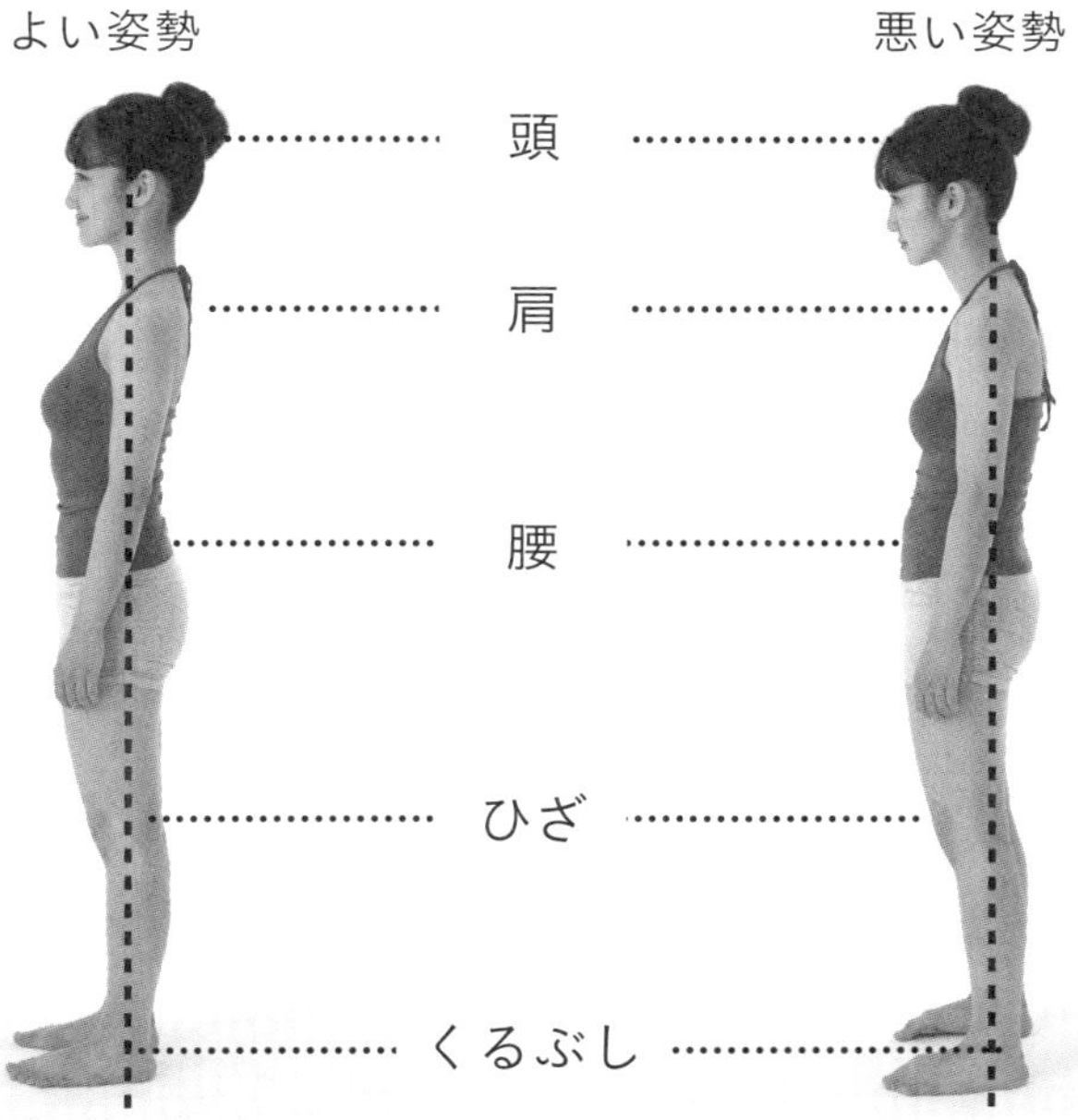

正しい姿勢の場合は、頭、肩、腰、股関節、ひざ、くるぶしが一本の直線でつながるが、姿勢が悪いと直線上に乗らなくなる。

きます。

その結果、立ったり歩いたりといった動作でも足の使い方に偏りが出てきて、長年続くと、ひざに負担がかかり痛みにつながるのです。


肩こりの大きな主な原因の一つは、僧帽筋《そうぼうきん》や肩甲挙筋《けんこうきょきん》といった肩や首周りの筋肉が必要以上に緊張状態にあるといわれますが、この筋肉の緊張も姿勢の悪化が関係しています。


人間の頭は平均して4~6キロの重さがあるといわれていますが、正しい姿勢であれば重たい頭でも体の中心で支えられるため、肩はこりにくくなります。

しかし、姿勢が悪いと、頭、肩、腰、股関節、ひざ、くるぶしのラインが直線にならず、頭の位置が体の中心からずれてしまいます。

そうなると首や肩の筋肉は、全体のバランスを保持して頭が前に倒れていかないように、必要以上に緊張することになります。これが肩こりの起こる一般的な仕組みです。

このように、**腰やひざ、肩などの痛みの原因はどれも体の歪みにあります。**

腰やひざの痛み、肩こりといった症状に対して、それぞれの部位のマッサージなどで痛みを取り除こうとしている方も多いでしょう。

しかし、体の歪みが大本から改善されていなければ、日々の生活を送っていれば、痛みや違和感はすぐにぶり返してしまいます。

ぜひ、「かかとストレッチ」で、体の土台を整え、体が抱える悩みをなくしてもらえれば、と思います。

If you want to be healthy, condition your heels

本当は怖い！外反母趾がもたらす驚きの症状

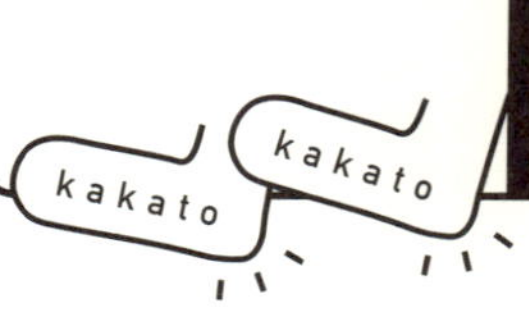

足のトラブルの中で、よく名前を聞くものの一つに外反母趾があります。
外反母趾とは、足の親指が小指側に曲がり、親指の付け根の関節が「くの字」を書いたように変形してしまった状態のことです。

外反母趾になると、足の変形によって突出した親指の付け根が靴にあたり、炎症を起こしてしまうため、靴を履いて歩いているだけで足が痛むようになります。

さらに、その炎症が悪化すると、靴を履いていない状態でも痛みが起こるようになり、**ひどいときには痛みで歩けなくなってしまう**ほど怖いものなのです。

外反母趾に悩む方は女性に多く、その理由としては、男性に比べて足の靭帯《じんたい》や筋肉のつき方が弱いからだと考えられています。

また、以前は、先が細いヒールの高い靴を履く機会が多いことも、女性に外反母趾の症状を抱える人が多い要因として挙げられていました。

ただ、ヒールの高い靴であっても、足の甲が固定され、靴底にアーチがあり、自分の足に合ったサイズでしっかりフィットしているなどの条件が満たされていれば、外反母趾の発生には影響を与えないということが、最近わかってきました。

それに、女性に外反母趾が多いとはいえ、男性でも外反母趾に悩む方は少なくないため、ハイヒールなどの靴が外反母趾の原因だと決めつけてしまうのは乱暴なのかもしれません。

あくまでも靴は二次的な要因のものだったともいえます。

では、外反母趾になってしまう本当の原因は何でしょうか。

10代から外反母趾になる方は、生まれつき足の親指側の骨が、人さし指側の骨より長いなど、足の骨格の特徴や外反母趾になりやすい体質を遺伝的に持っている場合があります。

しかし、多くの方は20～30代以降に外反母趾を発生し、悩まされているように思います。

そのような方たちが外反母趾になってしまうのは、**歪んだかかとのまま歩き続けることに原因があります。**

外反母趾に悩む方のかかとは、外側に大きく傾いてしまっています。この状態はオーバープロネーション（過剰回内）ともいいます。

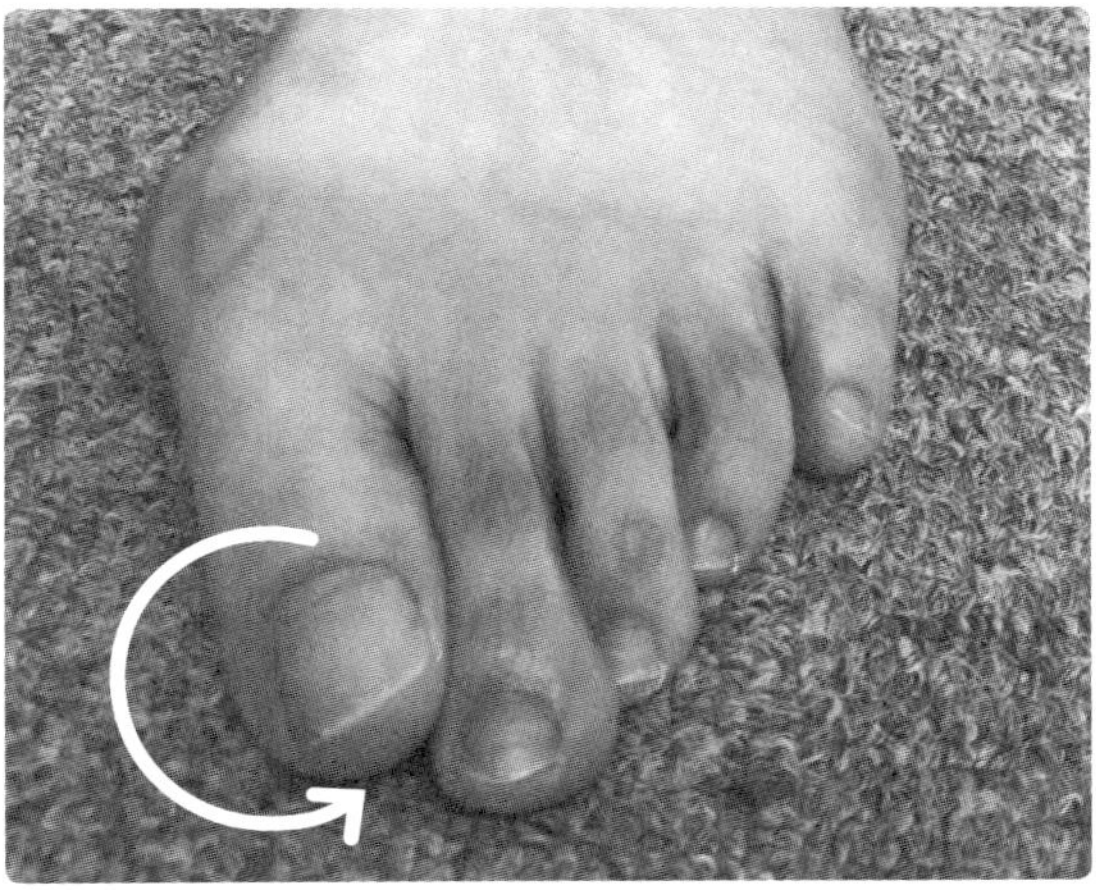

外反母趾とは、言葉の通り「母趾（足の親指）が外に反転する」症状のことをいいます。写真の矢印の向きのように、外側に親指がねじれていくことを「外反」といいます。

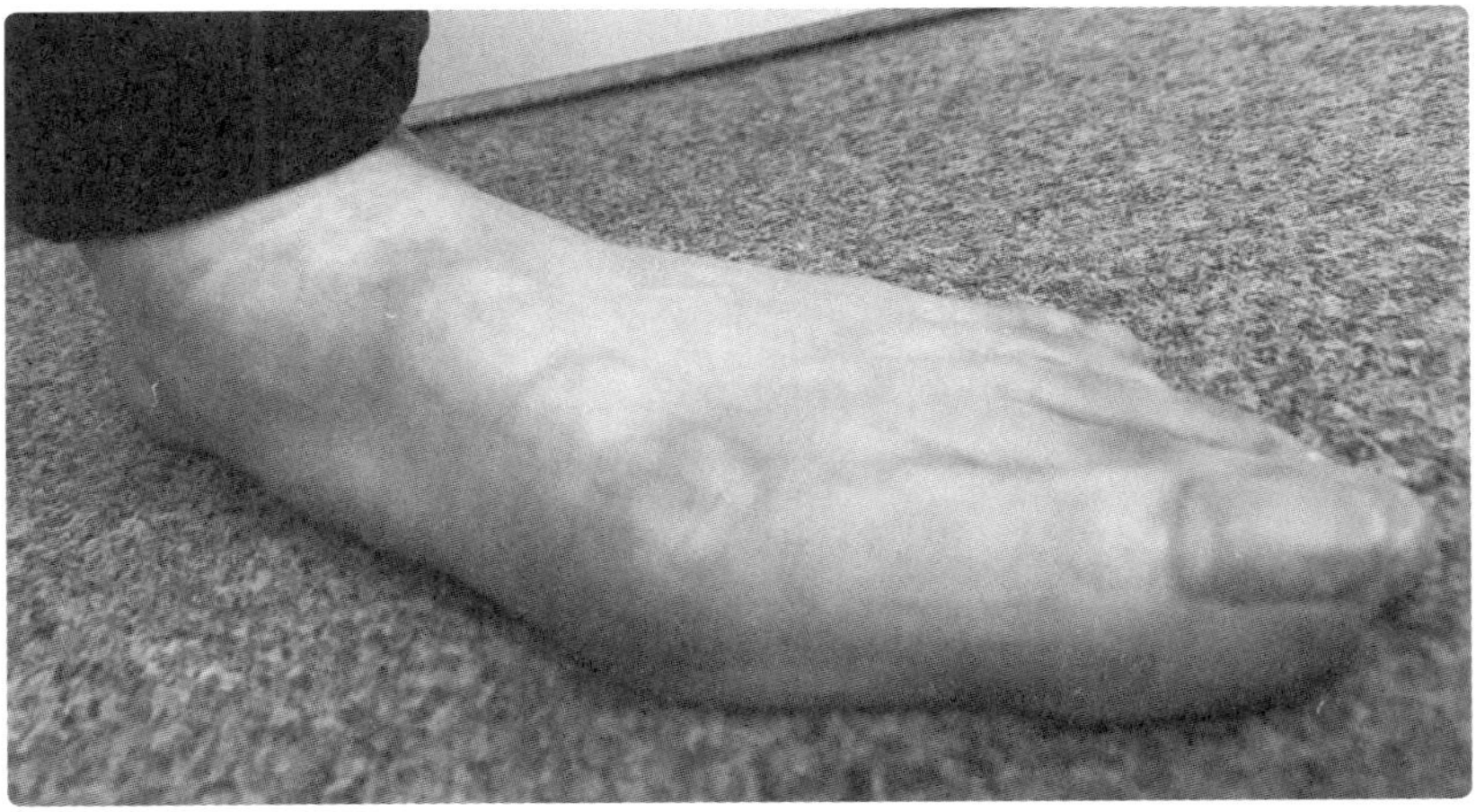

特に女性に多いといわれる外反母趾。アーチが崩れ扁平足になりやすく、症状が進行すると、痛みで歩けなくなることもあります。また、親指のねじれがひどくなると、人さし指に重なるほど変形してしまうことも。重度の外反母趾は手術を必要とする場合もあります。

このかかとの状態のまま日常生活を続けていると、足裏の土踏まず側にある縦のアーチがつぶれてしまい、それによって足の指を形作る横のアーチもつぶれてしまいます。

足裏のアーチは歩くときの衝撃を吸収するクッションのような役目をしていますが、そのアーチが崩れてしまっては、歩くときの衝撃が直接足に伝わってきてしまいます。

そのため、体はかかとやひざといったほかの場所で衝撃を吸収しようとして、体によくない間違った歩き方を勝手に始めてしまうのです。その結果、どんどん歪みの連鎖が起こり、全身のバランスを崩してしまうのです。

こういった歪みの連鎖が形となって表れた症状の一つが、外反母趾というわけです。

外反母趾が進行すると、足の変形から炎症などを起こしてしまいます。ひどい場

外側に傾いたかかと

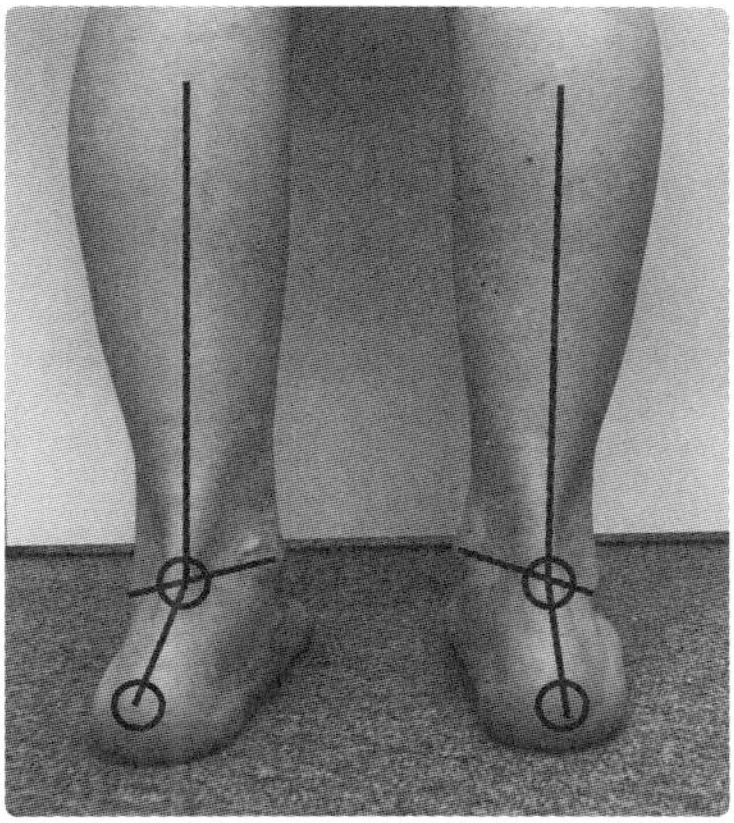

外側に傾き、歪んでしまったかかと。この状態をオーバープロネーション、または過剰回内といいます。
この状態になってしまうと、歪みの連鎖の結果、外反母趾のほか、扁平足や巻き爪、X脚などの症状が起きやすくなります。

合は、親指が人さし指と重なってしまうといったこともあります。

このように足の変形が進み、痛みがひどくなったり、歩きづらくなってしまうほど悪化した場合は、手術でしか治せないこともあります。


しかし、手術をせずに自分でケアして治したいと、誰もが思うことでしょう。

外反母趾の予防法や治療法は、数多く存在しています。ここでは、その中でも一般的なものをいくつかご紹介します。

まず予防としては、親指から小指の付

け根がフィットし、先のゆったりとした靴を選んで履くようにするとよいでしょう。靴は二次的な原因であるとは言いましたが、外反母趾を予防・改善するのに、きちんと自分の足に合った靴を履くことは大切です。その上で、外反母趾用のインソールを靴の中敷きに使用すれば効果はあります。

次に、椅子に座り、足指をすべて開き、グー、チョキ、パーの形をとる体操や、両足の親指に輪ゴムをかけて、足先を開く体操を毎日行うことも推奨されています。

ほかには、親指と人さし指の間に専用の装具をはめる方法もあります。

しかし、思い出してください。

そもそも外反母趾は、かかとが外側に傾いてしまったことが原因だったはずです。そのため、**まずは歪んだかかとを改善しないことには、どんなことをしても根本的な解決にはなりません。**

そこで目を向けてもらいたいのが、「かかとストレッチ」です。

「かかとストレッチ」は、かかとの関節を回すことで、かかとを正しい位置に戻します。さらに、調整したかかとを正しい位置で維持するために必要な足やお尻、骨盤周りの筋力の低下を防ぐ効果も併せて行っていきます。

骨と筋肉の両方をケアすることで、かかとの歪みが改善され、安定感を取り戻すだけでなく、足全体の筋肉もよい状態へと導かれ、理想の足の状態に近づいていきます。

また、「かかとストレッチ」をして正しく歩くことで、外反母趾の予防効果はさらに高まります。

進行方向に足先をまっすぐ向けて、腕を真後ろに引くことを意識して、腕の振り子運動で前に進む力を高める。そして、歩幅をいつもより大きくして歩くイメージで、かかとから着地して、しっかりと足裏で地面を感じ、親指で地面を蹴り出す感覚を意識しながら歩きましょう。

毎日の「かかとストレッチ」で足をよい状態に保つことが、外反母趾の予防や悪化対策になるのです。

外反母趾だけでなく、これまでに紹介してきた腰痛やひざ痛、肩こり、自律神経の乱れやそのほかのトラブルにもいえることですが、「かかとストレッチ」は継続することが重要です。

1日や2日では変化を実感できないでしょうが、1週間、……1カ月間続けてみてください。

そして、自分の足を少しずつ理想の足に近づける気持ちで、根気強くトライしてください。

If you want to be healthy, condition your heels

気持ちのよい散歩は、人生の質を高めてくれる

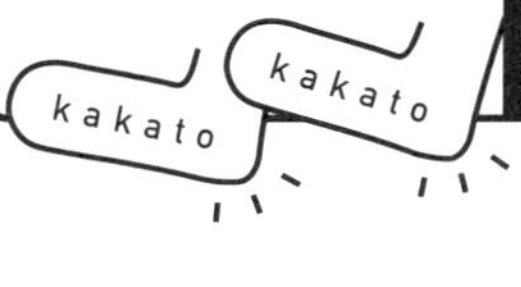

ここまで、かかとを整えること、そして、歩くことの大切さについて、いろいろとご説明してきました。

健康のために、体のバランスを整えて歩くことは必要不可欠です。

しかし、だからといって、やりすぎは禁物です。

「1日に歩く歩数の目安は1万歩」

など、よく耳にするかと思いますが、次ページのグラフ（P82・歩数の平均値）を

見るとわかるように、実際の歩数の平均は男性で1日に約７０００歩、女性で約６０００歩ほどなのです。

もちろん世代差もあります。

65歳以上の平均歩数を見ると、男性が約５７００歩、女性は約４８００歩となっています。

もし、これまで1日に５０００歩前後しか歩いていなかった方が、急に1万歩も歩こうとしたらどうなるでしょうか。

まず間違いなく挫折してしまい、せっかく始めたウォーキングをやめてしまう

歩数の平均値

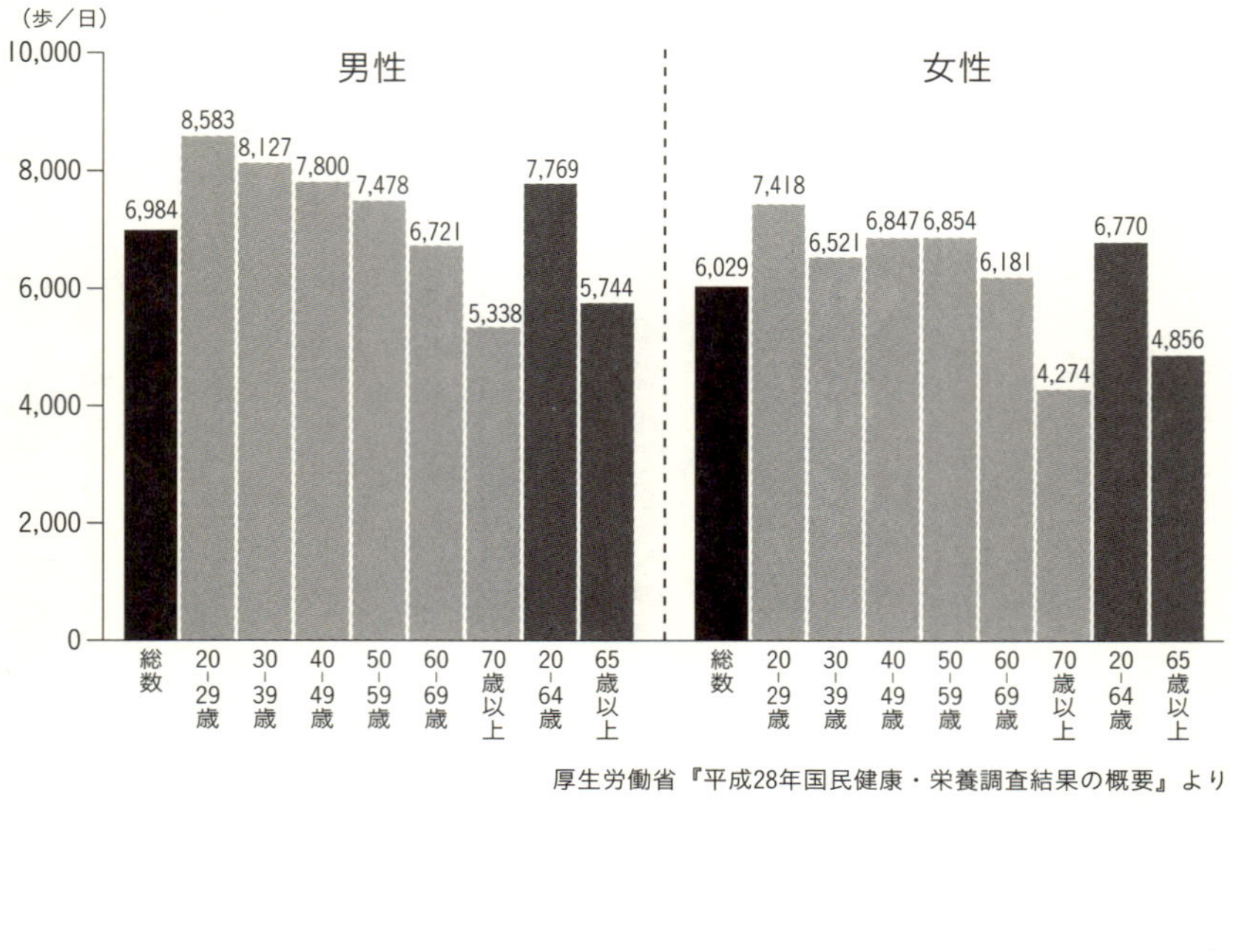

厚生労働省『平成28年国民健康・栄養調査結果の概要』より

でしょう。

仮に、無理をして目標である1万歩を達成できたとしても、体に大きな負担をかけてしまうため、足腰を痛めてしまい、結局長続きせずに途中で挫折してしまうのです。


事実、私の元を訪れる方の中にも、急にウォーキングを始めたことで歩きすぎたのか、ひざが痛むようになってしまったという方は何人もいます。


大きな目標を持つのはよいことです。

しかし、あくまでも目的は、

「健康になること」

です。

それなのに、無理をして体の不調を強めてしまっては、元も子もありません。

自分にとって無理のない範囲で、気軽に散歩をすることから始めましょう。

「1日〇歩」などの明確な目標を定めることももちろん大切ですが、その目標を意識しすぎるあまり、ストレスに感じてしまう方も少なくありません。

それでは、歩くことの効果は半減してしまいます。

歩くことを楽しむことも、健康には欠かせないのです。

また日々の生活を送るなかで「楽しい」と感じることが少なくなっている方は要注意です。

体に不調があったり、自分の思うように体を動かせなかったりする場合、「楽しい」よりも「つらい」と感じることが多いかもしれません。

「病は気から」というように、日々の生活を楽しく過ごせているかどうかは、健康のバロメーターの一つです。もし「つらい」と感じる状況が長く続くと、気分もふさぎがちになってしまうかもしれません。

だからこそ、まずは「つらい」の原因を取り除くため、「かかとストレッチ」を行ってみてください。

「かかとストレッチ」で健康なかかとを取り戻し、正しい歩き方で生活をしていけば、必ず体の痛みや不調から解放され、日々感じていた「つらい」からも解放されます。その結果、人は前向きに生活する気力を取り戻せるのです。

生きる気力を取り戻すことができたなら、散歩をしましょう。天気のよい日など、外に出て太陽の光を浴びながらゆっくりと散歩をすることは、リフレッシュにもなるでしょう。

風景や街並、行き交う人など、さまざまなものに目を向けることは、よい刺激になります。

特に日本には四季があるため、家の近所を散歩するだけでも、季節ごとの変化を楽しむことができます。

春には桜の蕾《つぼみ》がほころび、だんだんと花咲いていく様子を見て楽しむ。
夏は暑い日差しの中、蝉の声を聞きながら散歩して、涼しげな木陰で一休みする。
秋になったら、紅葉の色合いの変化を楽しむ。
冬には、冷たい空気とシンとした静けさの中、白い息を吐きながら歩く。

たかが散歩と思われるかもしれませんが、散歩をするだけで、こんなにも多くのことを感じ、楽しめるのです。

こうして楽しさを感じることで、あなたの人生はさらに充実した素晴らしいものになっていくでしょう。

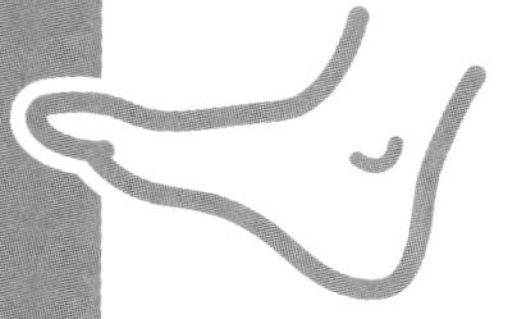

第4章

「かかとストレッチ」は、体のこんな悩みにも効く！

If you want to be healthy, condition your heels

かかとが整うことで改善される、そのほかの足のトラブル！

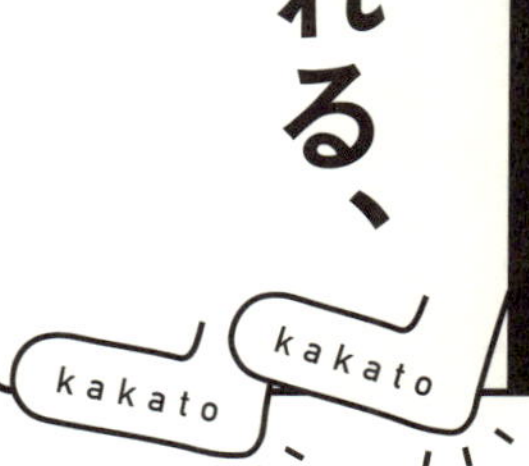

体の土台であるかかとの状態が正常になることで、全身の歪みは解消されます。それによって、足周りだけでなく、ひざや腰の痛み、肩こりなども改善されるのは、これまでお話しした通りです。さらに、**「かかとストレッチ」をして歪みを整えることによって、全身に関わる不調の改善も期待できるのです。**

この章では、**「かかとストレッチ」によって改善されるそのほかの体の不調について解説していきます。**

みなさんが思ってもみなかったような体の悩みが解決されるでしょう。

If you want to be healthy, condition your heels

さまざまな不調を引き起こす O脚、X脚

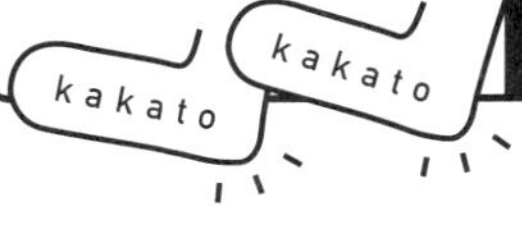

足は本来、正面を向いてまっすぐに立ったとき、くるぶし、ふくらはぎ、ひざ、太ももの内股がくっついています。(個人差はあります)

しかし、かかとの歪み方によっては、両ひざがつく人とつかない人に分かれます。

その状態で**両ひざの間にすき間ができる方は、一般的にO脚に分類されます。**

日本人女性の8割から9割はO脚であるといわれていて、常に足に関する悩みの上位にあります。

O脚を理由にスカートやスリムなパンツをはくことを避けるなど、コンプレックスに感じている方もたくさんいらっしゃるようです。

O脚のほとんどは、生活習慣によって引き起こされたものです。

ただし、生まれつきO脚に見える骨格の方もいます。

歩き方、立ち方、座り方など、**普段の何気ない習慣や立ち居振る舞いから、かかとや股関節に歪みが起き、それが元となってO脚を引き起こしてしまいます。**

O脚になる方は、かかとが内側に歪んでしまっている方が多いはずです。

かかとが内側に歪んでしまうと、体重は足の外側に向けてかかります。そのため、太ももからふくらはぎにかけて足全体が外側に向けてOの字のように弧を描くように曲がってしまい、ひざがつかなくなってしまうのです。

内側にかかとが歪んでしまっている方は、姿勢が悪くなりがちで、猫背になったり、ぽっこりお腹になったりしやすいです。

また、かかとが外側に傾くと、O脚とは逆に、体の重心が内側にかかります。すると、重心は足裏の内側にくるので、足は親指側でバランスを保とうとするため、土踏まずのアーチが低くなり、**極端にひざがくっつくX脚という症状が起きます。かかとが外側に傾く状態が続くと、扁平足や外反母趾になることもあります。**

O脚の方が靴の外側が減りやすいのに対して、X脚の方の靴のかかとは内側が減りやすい傾向にあるのが特徴の一つです。

このように、O脚やX脚は、単に見た目だけの問題ではありません。かかとの歪みが改善され、正しい歩き方を続けることでO脚やX脚が正されれば、下半身がまっすぐきれいに見えるだけでなく、そこから引き起こされるひざの痛みや足の変形なども予防できます。

足のむくみ、疲れが改善する

If you want to be healthy, condition your heels

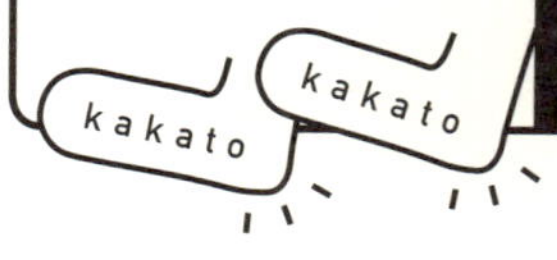

夕方になると靴がきつくなったり、靴下の跡がついたりという経験は、女性なら誰でも一度はあるのではないでしょうか。私のところに来られる女性の中にも、足のむくみに悩む方はたくさんいらっしゃいます。

足のむくみは足に疲れやだるさを感じさせるだけでなく、靴下の跡がなかなか消えなかったり、足が太くなったりするなど見た目にも影響があるので、女性にとっては大敵です。

足のむくみには、一時的なものと慢性的なものがあります。

たとえば、夕方になると足がむくんでも、翌朝起きたときにむくみが取れているなら、それは一時的なむくみです。

一方、常にむくんだ状態が続く慢性的なむくみは、「単なるむくみ」と軽く考えてはいけません。肝臓や腎臓に障害がある場合や、下肢静脈瘤《じょうみゃくりゅう》という疾患、心不全など心臓の障害が原因となる場合もあるため、専門の医療機関を受診することが大切です。


では、なぜ私たちの足は一時的にむくむことがあるのでしょう。

そもそも、足は心臓から遠く、血液の流れが悪くなりやすいこと、さらに重力も関係して水分がたまりやすいことから、体の中でもむくみやすい部分なのです。

立ちっぱなしで仕事をしている方はもちろん、一日中デスクワークが続く方も、股関節やひざが曲がったまま同じ姿勢をとり続けていると、血液やリンパ液の巡りが悪くなって、足に老廃物がたまりやすくなり、むくんでしまうのです。

心臓から送り出された血液は、下半身の筋肉の収縮によって上半身へと戻されます。**つまり、足の筋肉がポンプのように働いて血液の循環を促しているのです。**

しかし、中高年の女性の場合は、運動不足や加齢によって足の筋力が低下し、血液がうまく循環しなくなり、血液中の水分が停滞してむくみが起こっていることも考えられます。

そのほかにも、塩分の摂りすぎやホルモンバランスの乱れ、自律神経の乱れから血液循環が悪くなり、むくみが引き起こされることもあります。

このような足のむくみの緩和や予防も、「かかとストレッチ」で手軽に行えます。「かかとストレッチ」を行い筋肉を動かすことで、よどんだ血液は流れがよくなり、リンパ菅の動きが改善します。

血液の循環がよくなると、足に不要な老廃物や水分が、滞ることなく、体内をスムーズに循環するようになります。

また、足のむくみに悩んでいる方は、下半身や足先に冷えを感じていることが多いと思いますが、「かかとストレッチ」を行えば、むくみと冷えが一緒に解消されます。

ぜひ効果を高めるためにも、お風呂はシャワーだけでなく、きちんと湯船に浸かって、体を温めるようにしてください。体が温まっているお風呂上がりに「かかとストレッチ」を行えば、さらに効果は高まります。

一度や二度では効果を実感しにくいかもしれませんが、毎日継続することで、むくみが取れ、足が軽く感じられたり、足の疲れを感じにくくなったりします。「かかとストレッチ」に加えて、加圧ソックスを履いたり、塩分を控えたバランスのよい食事を摂ったり、寝るときに足の位置を高くして寝たりして効果を高めてもよいと思います。

ガサガサかかとを、きれいなスベスベ素足に！

If you want to be healthy, condition your heels

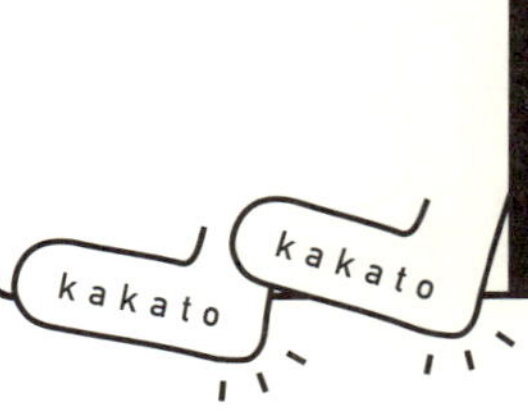

毎年、涼しくなり空気が乾燥し始めると、**かかとがガサガサしたり、ひどくなるとひび割れを起こしたりして悩んでいる方もいらっしゃる**のではないでしょうか。

足裏は常に私たちの体重を支え、外からの刺激を受けるため、ほかの皮膚に比べて角質層（皮膚の一番外側の層）が厚くなっています。

若いうちは皮膚に水分や柔軟性がありますが、年齢を重ねると皮膚の水分が不足して乾燥し、それが原因でさらに角質層が厚くなってしまいます。

この状態を放置すると、かかとは荒れ、悪化するとひび割れて出血や痛みを引き起こし、さらにひどくなると普通に歩くこともままならなくなってしまいます。

こういったかかとの荒れに悩む女性は多く、冬を迎える前には保湿クリームやひび割れ予防の靴下などが数多く売られ始めます。

しかし、これらを使ったケアだけでは根本的な問題の解決にはなりません。

かかとの荒れは主に乾燥によって引き起こされますが、乾燥以外にも、

- **ハイヒールなど、かかとに負担のかかる靴による刺激**
- **新陳代謝が低下して古い皮膚が残り、角質がはがれ落ちずに厚くなる**
- **悪い姿勢や歩き方によって、かかとに負担がかかっている**

などが原因として挙げられます。

軽い乾燥程度であれば、こまめにクリームを塗れば改善に向かうこともあるかもしれません。

しかし、歩き方や悪い姿勢が原因で足の一部に負担がかかって起こる場合や、新陳代謝の低下から皮膚が厚くなって起こる場合は、根本にあるかかとの歪みを整える必要があります。保湿クリームなどによる皮膚だけのケアではその場しのぎの対応になるため、改善することは難しいでしょう。

むくみを解消する箇所でもお話ししましたが、「かかとストレッチ」を行うと、リンパ管の動きや血液の流れが改善します。くるぶしの下にある、後脛骨リンパ節の働きを促すことで、老廃物の流れがよくなり、**血液の循環もスムーズになることで新陳代謝が上がり、古い皮膚が順調にはがれて分厚いかかとが徐々に改善されます。**

また、かかとの歪みで起こっていた偏った足への負担も解消されるため、荒れやひび割れの原因の多くが取り除かれるのです。

「かかとストレッチ」と保湿クリームなどのケアを併せて行うことで、乾燥する時期もツルツルでスベスベのかかとで過ごすことができるでしょう。

筋肉のこりが取れ、つらい肩こりにも効果的

If you want to be healthy. condition your heels

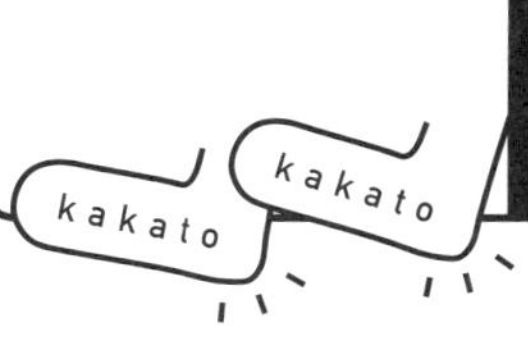

肩こりについてはこれまでに何度かお話ししていますが、特に悩まされていることの多い症状の一つだと思うので、改めてご紹介します。

みなさんの中にも、長年にわたって肩こりに悩んでいる方はたくさんいらっしゃると思います。重度の肩こりになると吐き気を伴うほどの頭痛を引き起こすものもあり、その不調は単なる肩の痛みだけにとどまりません。

人によって**肩こりの原因**は違ってくると思いますが、一般的に、

・悪い姿勢（骨格の歪み）
・長時間の同じ姿勢の維持や目の疲れ
・運動不足
・ストレス

の四つが主なものとされています。

仕事でパソコンを長時間使うなどして、同じ姿勢が続いたり、目を酷使したりする方は、二つ目が原因となっているかもしれません。こちらは、定期的に休憩を取ったり、目を休めたりすることで症状をやわらげることができます。

また、三つ目の運動不足については、運動をしないことで肩や首の血流が滞り、肩こりが引き起こされるとされています。適度な運動を心掛けることで改善するでしょう。継続して運動を行えば、固まった筋肉をやわらげ、肩がこりにくい体をつくることもできます。さらに、運動は気分転換やストレス解消にもなるので、四つ目の要因も解消できます。

また、肩や首のマッサージで筋肉をほぐせば、一時的に症状を改善することも可能です。

しかし、**一つ目の要因である悪い姿勢がそのままになっていては、時間が経つとまたすぐに肩がこった状態に戻ってしまいます。**

悪い姿勢が肩こりを引き起こすのには、私たちの頭の重さが関係しています。

人間の頭は約4キロから6キロ程度の重さがありますが、首と肩は常に頭を支えているため、姿勢が悪いと首や肩周りの筋肉に大きな負担がかかってしまいます。

また、日本人は肩の骨格や筋肉に対して頭が比較的大きめであるため、支えきれずに姿勢が崩れ、頭の位置が前や後ろにずれてしまいがちで、肩こりが起こりやすくなります。もちろん、正しい姿勢であれば体の中心で重たい頭を支えられるため、肩がこることはありません。

「かかとストレッチ」を行い本来の姿勢を取り戻すことができれば、**かかとから頭にかけて広がった歪みの連鎖は解消され、首や肩の筋肉もほぐれ、肩こりは自然に解消します。**

If you want to be healthy, condition your heels

血流がアップし、頭痛も改善

日常的に頭痛に襲われ、ストレスを感じている方は多いのではないでしょうか？

日本人の約3割は、頭痛に悩んでいるとされています。

特に緊張型頭痛は老若男女問わず発症するため、多くの方がしめつけられるような鈍い頭の痛み、目の疲れや吐き気、目眩などの症状に悩まされているといいます。

緊張型頭痛は、頭から背中にかけての筋肉が緊張し、血行が悪くなることで神経が刺激され、頭痛を引き起こすとされています。

そのため、猫背の方や、デスクワークで同じ姿勢を長時間とる方は、頭や首、肩などの筋肉に負担がかかるため、頭痛を発症してしまいがちです。

また、血行が悪くなることが原因にあるため、冷えの症状からくる肩や首のこりが原因で頭痛を発症することもあります。

頭痛持ちで冷えを感じている方は、冷えを解消させることで、頭痛をやわらげたり、起こる頻度を少なくしたりすることができます。

「かかとストレッチ」を行えば、骨格の歪みが改善して全身のバランスもよくなるので、血液の流れもよくなり、冷えの改善とともに頭痛からも解放されるのです。

冷えを取り除くためには、「かかとストレッチ」に加えて、

- **お風呂はシャワーではなく、湯船にゆっくり浸かる**
- **体を冷やさないように、冷たい飲み物を避ける**
- **体の温まる食べ物を摂る**

といった工夫をすることで、頭痛の症状はより緩和されていくでしょう。

かかとから血行をよくして、足先の冷えを解消

If you want to be healthy, condition your heels

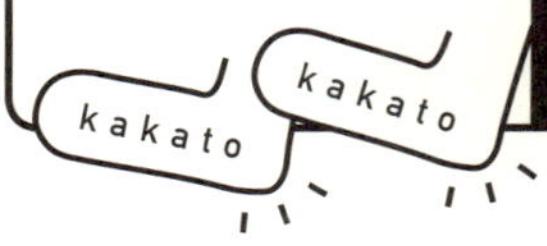

夏場、クーラーの利いた電車やオフィスで、クーラーの風を直接受けているわけでもないのに、ほかの方に比べて自分だけ手足や下半身などに冷えを感じ、上着を着た経験がある方は多いのではないでしょうか。

それは、冷え性の症状かもしれません。冷え性には明確な判断基準がないので、自覚症状や個人の感覚で判断するしかありません。

代表的な冷え性には、手足の先に冷えを感じる「末端冷え性」があります。真夏でも手足の先が冷たかったり、冬場、布団に入ってもなかなか寝つけないほど手足

に冷えを感じる症状のものです。

冷えの原因は、

・体が生み出した熱を末端まで伝えられていない

という点にあります。

どれだけ体が熱を生み出しても、その熱を血流に乗せてしっかりと全身に伝えられなければ、手や足先の冷えは改善されません。

「かかとストレッチ」を行い足の筋肉を動かすことで、よどみのない血液の流れに改善すれば、血液循環がよくなり、体の隅々まで熱が行き届くようになります。

湯船に浸かった後、温まった体で「かかとストレッチ」を行ってから寝るようにすれば、その効果をさらに高めることができるでしょう。

毎日継続することで、症状は改善し、夜、足先が冷たくて眠れなかった方も、ぐっすりと朝まで眠ることができるようになるはずです。

If you want to be healthy, condition your heels

新陳代謝が上がり、太もも・お尻もダイエット

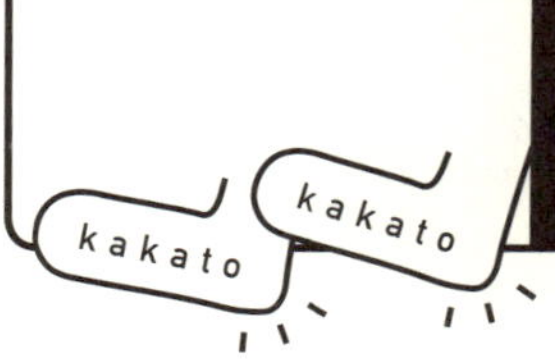

ダイエットには誰もが敏感なものです。

「近頃、体重が増えてきた」
「去年まではけていたスカートがキツい」
「体形がだらしなくなってきている」

こういったさまざまな理由から、多くの方がこれまでに何度も「効果アリ！」といわれるダイエットにチャレンジしたことでしょう。

しかし、がんばってダイエットをして体重を落としたとしても、**太ももやお尻といった下半身についた脂肪はなかなか落ちず、見た目にそれほど変化がなかったためガッカリした**という経験をした方もいるのではないでしょうか。

特に日本人に多い「洋なし型」ともいわれる下半身太りの体形の方は、ダイエットをしても効果が出にくいといわれています。

ダイエットとは、適度に運動を行い筋肉をつけ、バランスのよい食事を続けることで、少しずつ体についていた余計な脂肪を減らしていくことです。

そのようにして体に過度についてしまった脂肪が取れれば、人はやせることができます。

しかし、下半身太りの体形に関しては、「脂肪がついてしまった」こと以外にも原因があるので、運動や食事制限をするだけではなかなか効果が表れないのです。

下半身太りの原因の一つは「むくみ」です。

お尻から下の部位の中でも、足は心臓から遠く血液の流れが悪くなりやすいこと、さらに重力の関係もあって上半身に比べて水分がたまりやすいことから、血液やリンパの巡りが悪くなり、老廃物がたまりやすく、むくんでしまいます。

老廃物や余分な水分がたまるむくみは、太っていなくても下半身や足を太く見せることにつながります。

さらに、下半身が冷えていることも原因の一つです。

冷えは血流やリンパの巡りを悪くするため、むくみをひどくするほか、老廃物や水分の排出を滞らせることにもつながるため、代謝が悪くなり、脂肪が下半身に蓄積しやすくなるのです。

ダイエットで脂肪を落とすだけではなく、この悪循環を排除することも下半身太りの解消には大切なのです。

むくみや冷えのほかにもう一つ、筋肉のバランスが崩れることも下半身太りの原

因となります。

悪い姿勢をとっていたり、日常生活の習慣の影響などから姿勢が歪み、筋肉のバランスが崩れて自律神経の働きが悪くなってしまう方は多くいます。

そのためお腹がぽっこりと出てくるなどの見た目の変化が生じてしまうこともあり、下半身太りのように見えることがあるのです。

また、出産を経験された女性の場合、出産時にホルモンバランスの影響から靭帯が弛緩し、骨盤もゆるむため、産後にお腹がぽっこりと出るといわれています。


このように**下半身太りの方は、冷えやむくみ、姿勢の歪みといった問題を総合的に解決しながらダイエットを進めることが大切なのです。**

そのような冷えやむくみなどの改善に、「かかとストレッチ」を実践してみてください。

これまでにお話ししたように、**「かかとストレッチ」**を行うことで**リンパの動きや血液の流れが改善され、冷えやむくみを解消してくれます。**

また、かかとの歪みが整うと、それに伴って姿勢の歪みも整います。

「かかとストレッチ」を行い、**血流やリンパの流れを向上させてむくみを取り、姿勢の歪みを改善することで自律神経の働きがよくなれば、ぽっこりお腹もなくなり、太ももやお尻もスリムな見た目に変わっていきます。**

ただし、通常のダイエットと同じで、成果を焦ってはいけません。

毎日続けて、少しずつむくみや冷えなどを改善していきましょう。

If you want to be healthy, condition your heels

婦人科系の悩みや便秘の改善も、かかとから

婦人科系の悩みは、女性が生きていく上で避けては通れないものです。

「生理が重くてつらい」

「生理不順でストレスがたまる」

こういった悩みを抱えている女性はかなり多いのではないでしょうか。

重い生理痛や生理不順といった症状には、ホルモンバランスの乱れが原因にあるとされています。ホルモンバランスが乱れる背景には、不規則な生活やストレス、睡眠不足、偏った食生活などが影響し、自律神経の働きが悪くなってしまうことが挙げられます。

自律神経は、日常的に足を組んだり、猫背のような悪い姿勢でいることで、筋肉のバランスが崩れ、姿勢の歪みが生じることで、働きが弱くなるとされています。

「かかとストレッチ」でかかとの歪みを整え、正しく歩くことで、体全体の歪みは整います。

つまり、**「かかとストレッチ」で体全体のバランスを整え、自律神経の働きをよくすることが、生理痛や生理不順といった婦人科系の悩みを解消するための第一歩といえるでしょう。**

もちろん、生理痛や生理不順などの婦人科系の悩みの原因のすべてが自律神経の乱れによるものとはいえませんが、多少なりとも影響があることは否めません。

また、婦人科系の悩みとは異なりますが、「かかとストレッチ」を行うことで、自律神経の乱れによって引き起こされていた便秘の症状も解消されます。

自律神経の働きをよくするために、かかとの歪みを正して全身のバランスを整えることはもちろん、穏やかな気持ちで散歩をしたり、好きな音楽を聞いたり、しっかり睡眠をとったりすることも大切です。

自分がリラックスできる時間をつくることで、自律神経の乱れを引き起こしていた原因を精神面からも取り除きましょう。

If you want to be healthy, condition your heels

ウオノメもタコも、「かかとストレッチ」で薬いらず

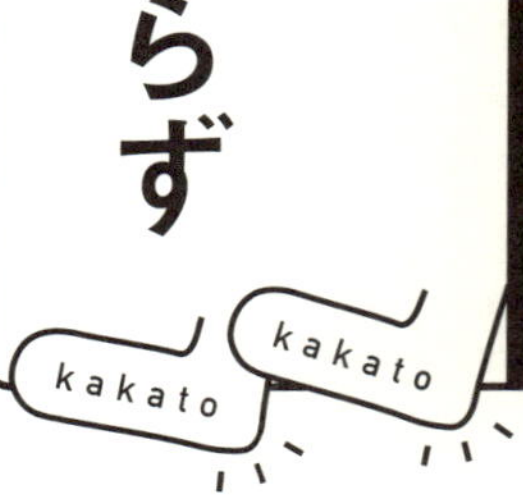

「足の裏や指の皮膚の一部が硬くなってしまい、痛みがあって歩けない」

このような経験をしたことがある方も多いのではないでしょうか。

皮膚が硬くなったり厚くなったりしてしまう「ウオノメ」や「タコ」ができるのは、足の一部分に負荷がかかっていることを意味します。

つまり、ウオノメやタコができたときには、きちんと自分のかかとを見直し、正しい歩き方ができているかを振り返る必要があるのです。

ウオノメやタコはよく一緒にされがちですが、二つの症状は全く異なります。

ウオノメは、足の裏や指の皮膚（角質）が部分的に厚くなってしまうもので、正式には「鶏眼《けいがん》」といいます。

歩き方に癖があったり、ヒールの高い靴やサイズの合っていない靴を履いていると、足の一部に摩擦や圧迫が起こり、角質が厚くなります。そこからさらに刺激が一点に集中すると、角質が皮膚の内側に向かって増殖し、硬い芯ができます。

ウオノメは、

・硬く乾いていて、中央に芯のある「硬性鶏眼」
・足の指の間にでき、軟かくて白っぽくなることもある「軟性鶏眼」
・小さな芯だけのもので、足裏やかかとにできる「粒状鶏眼」

という三つの種類に分けられます。

これらはどれも、放置すると芯が少しずつ成長を始め、皮膚の奥にある神経の層まで入り込み、歩くと神経が刺激されて痛むようになります。

症状が悪化すると、痛くて歩けなくなってしまうこともあります。


一方のタコは、靴が足の裏や指にあたり、あたった部分が角質化した状態になるものです。皮膚が厚くなって盛り上がり、手で触ると硬さを感じます。

ウオノメが皮膚の内側に向かうのに対し、タコは外側に向かって厚くなるので、痛みを感じることは少ないです。

タコができる原因も、足に合わない靴を履いていることが考えられます。足に合わない小さい靴を履いていると、足の指や付け根に靴があたり、圧迫されるなかで皮膚が厚くなってしまうのです。


もしウオノメやタコの症状が表れても、痛みのない軽度のものであれば、専用の保護パットを貼るなどして自分で治療することは可能です。

しかし、角質化が進んでしまった場合は、自分で治すことは難しく、医療機関での治療が必要となります。
「病院に行って治ったから、もう大丈夫」と考える方もいるかもしれませんが、何度も繰り返す場合は、治療を受けた上で、「かかとストレッチ」を行い、自分の足の状態を根本から整える必要があります。

また、**ウオノメやタコができる過程は、自分の足の状況を知る一つのバロメーターでもあります。**

たとえば、普段履いている靴が最近窮屈になってきたり、靴を履いて歩くと足が擦れて痛みを感じるときは、自分の足に何か変化があった証拠です。

放っておくとウオノメやタコができるだけでなく、ひざ痛や腰痛、肩こり、頭痛など全身のさまざまな不調を招く結果となってしまうかもしれません。

足の不調は基本的にかかとの歪みから生じるので、少しでも変化や違和感を感じたら、「かかとストレッチ」を行いましょう。

おわりに

これまで多くの方に施術をしてきて、体の土台となる「かかと」の重要性を感じるようになりました。

足や体に痛みや不調があると、楽しく歩くことはできません。

しかし、その痛みや不調を改善するために、時間や労力をかけるのはもったいないと感じています。ひどいものでなければ、簡単なケアをするだけで、よい状態は取り戻せるのです。

私が30年を越える経験の中から、かかとの歪みに注目し、誰でも自分でケアができるようにと考えたのが、「かかとストレッチ」です。

「かかとストレッチ」の基本は、かかとをさすって回すだけです。運動するような広い場所も必要ありませんし、道具もいりません。すき間の時間にほんの少し、足と向き合うだけでよいのです。

足がよい状態であれば、年齢を重ねても元気に歩くことができます。元気に歩ければ、体の健康につながります。

さらに、かかとの歪みがなくなることで、そこから派生する全身のさまざまな不調も改善されます。ひざ痛、腰痛、肩こり、冷え、便秘などの長年の不調とさよならできれば、日々を健やかに過ごすことができます。

これまであまり意識しなかった「かかと」に今日から注目してみてください。「かかとストレッチ」によって、**これまで悩んでいた痛みや不調がなくなったり、さらにはそれらの予防ができたりすれば、こんなにうれしいことはありません。**

足の裏は、とても敏感です。小石や小さなゴミが靴の中に入っているだけで、違和感を覚えた経験はないでしょうか。

実は、かかとはとても敏感で、特に体の重心が直接かかってくるかかとに異物が触れている場合は、すぐにでも取り除きたい衝動にかられることでしょう。

リフレクソロジーや台湾式足裏などの足裏の施術にたずさわる世界では、足の裏は第二の心臓といわれるくらい、体にとって重要な部分で、体の各器官や内臓につながる末梢神経が集まる場所なのです。

特にかかと周辺には、骨盤周りやひざなどに影響を与える末梢神経が集中しています。

本書で紹介した「かかとストレッチ」を毎日行い、足裏を含め、かかと周りに刺激を与えることは、足裏へのアプローチの観点から見ても、とても体によい影響を及ぼすことになります。

ぜひ、毎日「かかとストレッチ」を続けて、かかとの歪みを改善するとともに、全身の機能回復を図るリラックスできる時間をつくってください。

そして、いつまでも健康に歩ける体で過ごしていただけるように、本書が少しでもみなさまのお役に立つことを心から願っております。

宮本晋次

歩けなくなるのがイヤなら かかとを整えなさい

発行日　2018年3月26日　第1刷
発行日　2019年7月22日　第15刷

著者　宮本晋次
監修　佐々木政幸

本書プロジェクトチーム
企画・編集統括　柿内尚文
編集担当　栗田亘
デザイン　菊池崇＋櫻井淳志（ドットスタジオ）
撮影／制作協力　森モーリー鷹博
モデル　辛島菜摘（ディアマントプロモーション）
ヘアメイク　木村三喜
編集協力　竹田東山（青龍堂）
校正　荒井順子
DTP　廣瀬梨江
営業統括　丸山敏生
営業担当　石井耕平
営業　増尾友裕、池田孝一郎、熊切絵理、大原桂子、綱脇愛、渋谷香、寺内未来子、櫻井恵子、吉村寿美子、矢橋寛子、遠藤真知子、森田真紀、大村かおり、高垣真美、高垣知子、柏原由美、菊山清佳
プロモーション　山田美恵、林屋成一郎

編集　小林英史、舘瑞恵、村上芳子、大住兼正、堀田孝之、菊地貴広、千田真由、生越こずえ、名児耶美咲
講演・マネジメント事業　斎藤和佳、高間裕子、志水公美
メディア開発　池田剛、中山景、中村悟志
マネジメント　坂下毅
発行人　高橋克佳

発行所　株式会社アスコム

〒105-0003
東京都港区西新橋2-23-1　3東洋海事ビル
編集部　TEL：03-5425-6627
営業部　TEL：03-5425-6626　FAX：03-5425-6770

印刷・製本　中央精版印刷株式会社

Printed in Japan ISBN 978-4-7762-0981-2

「家の中でできる
足腰を強くする
宮本式ストレッチ」

の動画がスマホ、タブレットなどで観られます！

本書を購入いただいた方はもれなく、「家の中でできる足腰を強くする宮本式ストレッチ」の動画をスマホ、タブレット、パソコンで観ることができます。

アクセス方法はこちら！

下記のQRコード、もしくは下記のアドレスからアクセスし、会員登録の上、案内されたパスワードを所定の欄に入力してください。
アクセスしたサイトでパスワードが認証されますと動画を観ることができます。

https://ascom-inc.com/b/09812

※通信環境や機種によってアクセスに時間がかかる、もしくはアクセスできない場合がございます。
※接続の際の通信費はお客様のご負担となります。